内科常见疾病治疗与影像学诊断

刘建玲 等主编

上海科学普及出版社

图书在版编目（CIP）数据

内科常见疾病治疗与影像学诊断 / 刘建玲等主编
. -- 上海：上海科学普及出版社， 2024.6
ISBN 978-7-5427-8718-7

Ⅰ．①内… Ⅱ．①刘… Ⅲ．①内科－常见病－诊断②
内科－常见病－影像诊断Ⅳ．① R5

中国国家版本馆 CIP 数据核字（2024）第 093193 号

责任编辑　李　蕾

内科常见疾病治疗与影像学诊断
刘建玲　等主编
上海科学普及出版社出版发行
（上海中山北路 832 号　　邮政编码　200070）
http://www.pspsh.com

各地新华书店经销　　　　　　三河市铭诚印务有限公司印刷
开本　787×1092　　1/16　　印张　14　　　　字数 240 000
2024 年 6 月第 1 版　　　　　　2024 年 6 月第 1 次印刷

ISBN　978-7-5427-8718-7　　定价：98.00 元

《内科常见疾病治疗与影像学诊断》

主　编：刘建玲　枣庄市立医院

于　清　枣庄市市中区人民医院

刘　洋　枣庄市立医院

王宗格　枣庄市薛城区陶庄镇中心卫生院

李士东　枣庄市市中区齐村镇卫生院

苏　伟　枣庄市市中区永安镇中心卫生院

副主编：丁　超　枣庄市台儿庄区邳庄镇卫生院

汤爱荣　中国人民解放军总医院第五医学中心

董淑君　枣庄市中医医院

王相璞　枣庄市市中区永安镇中心卫生院

张　鹏　枣庄市立医院

孙　涛　枣庄市立医院

前　言

在医学的浩瀚星空中，内科作为探索人体内部奥秘、维护生命健康的重要学科，始终站在医疗实践的前沿。随着科技的飞速进步和医学研究的不断深入，内科疾病的诊疗手段日益丰富，其中，影像学诊断技术的飞速发展尤为引人注目。它不仅极大地提高了疾病的诊断准确率，更为治疗方案的制定提供了强有力的支持。《内科常见疾病治疗与影像学诊断》一书的编撰，正是基于这一背景，旨在为广大内科医疗工作者提供一本集治疗指南与影像学诊断精粹于一体的综合性参考书。

本书精心划分为内科常见疾病治疗和影像学诊断两大板块，旨在全面覆盖内科领域的关键知识点。在治疗部分，我们深入剖析了内科常见疾病的病因、发病机制，并紧密结合国内外最新的研究成果和临床实践经验，对每一种疾病的诊疗过程进行了清晰、系统的阐述。我们力求在反映治疗新进展、新理念的同时，保持内容的科学性和实用性，为医疗人员提供切实可行的治疗建议。

而在影像学诊断部分，本书则充分展示了现代影像学技术的魅力与力量。我们详细介绍了各种影像学检查方法（如X线、CT、MRI、超声等）在内科疾病诊断中的应用，并结合临床实践，深入阐述了内科各种疾病的影像学表现、诊断要点及鉴别诊断策略。通过丰富的案例分析和图文并茂的展示方式，我们力求使读者能够直观理解并掌握影像学诊断的精髓，从而在临床工作中更加得心应手。

本书在编写过程中，始终秉持简明、实用、规范的原则。我们力求用简洁明了的语言阐述复杂的专业知识，使读者能够轻松理解并吸收。同时，我们注重内容的时效性和可操作性，确保所介绍的治疗方法和影像学诊断技术都是当前临床实践中广泛应用的、行之有效的。

此外，本书还特别强调了影像学与临床的密切结合。我们深知，影像学诊断虽然重要，但终究是为临床服务的。因此，在阐述影像学诊断技术的同时，我们也注重引导读者如何将影像学结果与临床表现、实验室检查等相结合，进行综合分析和判断，以制定出更加科学合理的治疗方案。

　　总之，《内科常见疾病治疗与影像学诊断》是一本集治疗指南、影像学诊断精粹及临床思维启迪于一体的医学参考书。我们期待它能够成为广大内科医疗工作者手中的得力助手，为他们的临床工作提供有力的支持。同时，我们也真诚地希望广大读者能够提出宝贵的意见和建议，以便我们在未来的修订中不断完善和提升本书的质量。

目　录

第一章　呼吸系统疾病……………………………… 1

第一节　支气管哮喘 …………………………………… 1

第二节　急性支气管炎 ………………………………… 7

第三节　阻塞性肺气肿 ………………………………… 8

第四节　慢性肺源性心脏病 …………………………… 11

第五节　支气管扩张 …………………………………… 19

第六节　急性肺脓肿 …………………………………… 25

第七节　肺炎 …………………………………………… 29

第八节　肺气肿 ………………………………………… 36

第九节　急性（成人）呼吸窘迫综合征 ……………… 41

第二章　循环系统疾病……………………………… 50

第一节　急性心力衰竭 ………………………………… 50

第二节　窦性心动过速 ………………………………… 53

第三节　心绞痛 ………………………………………… 54

第四节　心肌梗死 ……………………………………… 57

第五节　原发性高血压 ………………………………… 61

第六节　病毒性心肌炎 ………………………………… 66

第七节　心脏瓣膜病 ……………………………………… 70

第三章　消化系统疾病 ……………………………… 77

第一节　急性胃炎 …………………………………… 77

第二节　上消化道大量出血 ………………………… 79

第三节　胃食管反流病 ……………………………… 88

第四节　消化性溃疡 ………………………………… 94

第四章　肾脏系统疾病 ……………………………… 111

第一节　急性肾衰竭 ………………………………… 111

第二节　急性肾小球肾炎 …………………………… 117

第三节　肾病综合征 ………………………………… 121

第四节　糖尿病肾病 ………………………………… 128

第五章　神经内科疾病 ……………………………… 130

第一节　短暂性脑缺血发作 ………………………… 130

第二节　脑梗死 ……………………………………… 133

第三节　原发性脑出血 ……………………………… 144

第四节　病毒性脑炎 ………………………………… 148

第六章　内分泌及代谢疾病 ………………………… 152

第一节　糖尿病 ……………………………………… 152

第二节　低血糖症 …………………………………… 160

第三节　甲状腺炎 …………………………………… 161

第四节　甲状腺功能亢进症 ………………………… 162

第五节　肥胖症 ……………………………………………………………………………… 166

第七章　风湿性疾病 ……………………………………………………………… 168

第一节　类风湿关节炎 ……………………………………………………………… 168

第二节　系统性红斑狼疮 …………………………………………………………… 174

第八章　内科疾病影像学诊断 ………………………………………… 181

第一节　脑血管疾病 ………………………………………………………………… 181

第二节　颅内感染性病变 …………………………………………………………… 188

第三节　先天畸形及发育异常 ……………………………………………………… 194

第四节　冠状动脉粥样硬化性心脏病 …………………………………………… 202

第五节　心包疾病 …………………………………………………………………… 204

第六节　大血管疾病 ………………………………………………………………… 206

参考文献 …………………………………………………………………………… 211

第一章　呼吸系统疾病

第一节　支气管哮喘

【概述】

支气管哮喘，简称哮喘，是由嗜酸性粒细胞、肥大细胞、T细胞等多种炎性细胞参与的气道慢性炎症。临床上表现反复发作的喘息、呼气性呼吸困难、胸闷或咳嗽等症状，并可出现广泛多变的可逆性气流受限及气道不可逆性缩窄。本病可发生于任何年龄，但半数以上在12岁以前发病。

【病因】

（一）气道炎症

哮喘患者气道病理改变均有炎症的一般特点，如炎细胞浸润、小血管充血和渗出等。

（二）气道高反应性

气道高反应性指气道对各种抗原或非特异性刺激的收缩反应增强。常见过敏原如花粉、尘螨等。非特异性刺激，包括介质如组胺、腺苷、前列腺素等；药物如普萘洛尔、阿司匹林等；物理因素如运动、过度通气、非等渗盐水吸入等。

（三）神经机理

肾上腺素能神经、胆碱能神经和非肾上腺素能非胆碱能神经对气道平滑肌张力、气道黏液腺分泌、微血管血流、通透性和炎细胞释放介质有调节作用。炎性介质与神经递质之间相互关联，通过神经机理可加重或减轻气道炎症。

（四）感染

特别是呼吸道感染加重支气管黏膜充血、水肿及分泌物增加造成痰栓，阻塞气道，细菌及其代谢产物刺激气道胆碱能神经纤维引起迷走神经介导的支气管痉挛；

病毒感染尤其是呼吸道合胞病毒和鼻病毒感染可使气道反应性增加，气道高反应性加剧。

（五）遗传因素

哮喘有家族聚集性。

（六）其他因素

如吸烟者具有气道高反应性。空气污染，如空气中有螨虫、花粉等，食物如牛奶、鱼、虾等，均可引起哮喘。

【临床表现】

哮喘的临床症状因发作的轻重和支气管狭窄的程度而异。典型的症状为发作性呼吸困难、哮鸣和咳嗽，有时咳嗽为唯一症状。哮喘症状可在数分钟内发作，经数h至数天，用支气管扩张药或自行消失。常有既往哮喘发作史，因某种激发因素，如运动、接触某种致敏物、上呼吸道感染或精神刺激等引起。哮喘发作时，胸廓饱满，呼气音延长，有广泛的哮鸣音，但在轻度哮喘或非常严重哮喘发作时，哮鸣音可不出现。若有呼吸频率增快、心率增快、奇脉、发绀、胸腹反常运动，则提示病情严重。

【辅助检查】

（一）呼吸功能监测呼气流量峰值（PEF）测定

每日需测定2次，清晨起床和10～12h后各测1次（或用支气管舒张剂前后各测1次），计算每日PEF变异率。PEF＜预计值的80%或PEF变异率＞15%，则表示病情需要治疗和继续监测。

（二）血气分析

严重哮喘发作可有不同程度的低氧血症。PaO_2降低，$PaCO_2$一般正常或降低。$PaCO_2$增高提示气道阻塞非常严重或呼吸肌疲劳衰竭。

（三）胸部X线检查

哮喘发作期，胸部X线检查常显示两肺过度充气，心影狭长。心影若增大提示心脏并发症，需进一步检查。并需排除其他合并症如肺炎、肺不张、气胸、纵隔气肿、支气管黏液嵌塞等。

（四）血象

周围血白细胞总数和分类一般正常，发作时可有嗜酸性粒细胞增高。

（五）痰液检查

涂片在显微镜下可见较多嗜酸性粒细胞、尖棱结晶、黏液栓和透明的哮喘株。

（六）心电图检查

哮喘发作时心电图常显示窦性心动过速，有时可见电轴右偏、顺钟向转位、右束支传导阻滞、室性早搏等。

【诊断】

本病诊断依据如下：

1.反复发作的喘息、呼吸困难、胸闷或咳嗽，多与接触变应原、冷空气、物理、化学性刺激、病毒性上呼吸道感染、运动等有关。

2.发作时在双肺可闻及散在弥漫性、以呼气相为主的哮鸣音，呼气相延长。

3.上述症状可经治疗或自行缓解。

4.症状不典型者（如无明显喘息和体征）至少有下列三项中的一项阳性：①支气管激发试验或运动试验阳性；②支气管舒张试验阳性［经吸入 β_2 受体激动剂时，第1秒用力呼气量（FEV_1）增加15%以上，且 FEV_1 增加绝对值 >200 mL］；③PEF日内变异率或昼夜波动率 $\geqslant 20\%$。

5.除外其他疾病所引起的喘息、胸闷和咳嗽。

【治疗】

哮喘的防治原则是消除病因、控制急性发作、巩固治疗、防止复发。

（一）脱离变应原

对于能找到引起哮喘发作的变应原或其他非特异性触发因素，应立即使患者脱离变应原的接触，这是哮喘最有效的治疗方法。

（二）治疗哮喘药物的应用

1.支气管舒张药应用原则：①在哮喘急性发作时，吸入 β_2 受体激动剂等支气管舒张药作为缓解症状的首选药，但抗炎药物也应配合使用；②若应用支气管舒张药的次数较多，如每日吸入 β_2 受体激动剂4次以上时，就应加强抗感染治疗；③采用手持定量雾化（MDI）吸入支气管舒张药是缓解哮喘发作的最重要的给药方式，可使药物以较高浓度迅速直接进入气道内，因此具有见效快、疗效好、用药量少和不良反应小等优点；④尽量避免药物的不良反应。

1）β_2 受体激动剂：是控制哮喘急性发作的首选药物，主要通过与支气管平滑肌

表面的 β_2 受体结合，激活腺苷酸环化酶，使细胞内环磷酸腺苷（CAMP）含量升高，从而使气道平滑肌松弛。

常用的短效 β_2 受体激动剂有沙丁胺醇、特布他林和非诺特罗，作用时间为 $4 \sim 6h$。新型长效 β_2 受体激动剂有丙卡特罗、沙美特罗和班布特罗，作用时间达 $12 \sim 24h$，适用于夜间哮喘。

沙丁胺醇和特布他林喷雾吸入用法为每次喷 $200\mu g$，每日 $3 \sim 4$ 次，每次 $1 \sim 2$ 喷，不良反应少；口服剂量为每次 $2 \sim 2.5mg$，每日 3 次，可出现心悸、骨骼肌震颤等不良反应；静脉注射用药用于严重哮喘，因易引起心悸，只在其他疗法无效时使用，如沙丁胺醇用法为 $0.5mg$，滴速 $2 \sim 4\mu g/min$。

2）茶碱类药物：除能抑制磷酸二酯酶，提高平滑肌细胞内 CAMP 含量外，还同时具有腺苷受体拮抗作用，增加内源性儿茶酚胺的释放，促进细胞外钙离子内流，兴奋呼吸中枢，增加呼吸中枢对 CO_2 的敏感性，改善呼吸肌的收缩功能等。

茶碱类药物有氨茶碱、喘定（二羟丙茶碱）、胆茶碱等。临床常用氨茶碱，一般口服剂量为每日 $6 \sim 10mg/kg$，分次服用，极量为每日 $1g$；静脉注射首次剂量为 $4 \sim 6mg/kg$，用 $500g/L$（50%）的葡萄糖注射液 $20 \sim 40mL$ 稀释后缓慢注射（注射时间应在 $10min$ 以上），静脉滴注维持量为 $0.8 \sim 1.0mg/kg$。氨茶碱的不良反应主要为胃肠道反应、中枢神经兴奋和心脏兴奋作用，如恶心、呕吐、焦虑、震颤、头痛、心悸等，静脉注射过快或剂量过大可导致心律失常、血压下降、惊厥，甚至猝死。静脉用药主要用于哮喘危重患者。

3）抗胆碱药：抗胆碱药主要通过与乙酰胆碱竞争 M 受体抑制三磷酸鸟苷（GTP）转化为环磷酸鸟苷（CGMP）而起支气管扩张作用。阿托品虽有一定疗效，但不良反应大，特别是抑制气道腺体分泌致痰液黏稠，加重呼吸道阻塞。异丙托溴铵对支气管平滑肌的 M 受体具有较高选择性，对心血管系统无明显影响，不良反应较少。该药作用维持 $4 \sim 6h$，可采用手持定量雾化（MDI），每次 $25 \sim 75\mu g$，每日 3 次，大剂量使用有口干、肌肉震颤等不良反应。抗胆碱能药与 β_2 受体激动剂合用有协同作用，目前在临床已较广泛应用的咳必特气雾剂即为含有沙丁胺醇和异丙托溴铵的二合一制剂，平喘效果较好。

2.抗炎药：

1）肾上腺糖皮质激素（激素）：激素与炎性细胞的特异性受体相结合，进入细胞核内诱导生成脂可的松，后者具有抑制磷酸酯酶 A_2 的作用，从而抑制炎症过程及炎性介质释放，并降低气道高反应性；激素还可提高 β_2 受体功能，因此对长期应用 β_2 受体激动剂的患者非常重要，因为这些患者往往有 β_2 受体功能下降；同时激素还可增加组织细胞对缺氧的耐受性。

（1）吸入用药：吸入剂有倍氯米松和布地奈德，后者作用比前者强2倍，不良反应少。吸入剂是哮喘长期抗感染治疗的最常用药，用量一般为每1日 $200 \sim 600 \mu g$，大剂量可用至每日在 $600 \mu g$ 以上。

（2）口服用药：常用制剂有泼尼松和泼尼松龙，适用于吸入激素无效或需要短期加强的患者。用法主张大剂量、短疗程，剂量为每日 $30 \sim 40 mg$，症状缓解后逐渐减量至每日 $\leqslant 10 mg$，然后停用或改用吸入剂。

（3）静脉用药：常用制剂有琥珀酸氢化可的松、地塞米松和甲泼尼龙，用于重症哮喘患者，宜采用早期、短程、足量、静脉给药。琥珀酸氢化可的松每日量为 $100 \sim 400 mg$，地塞米松每日量为 $10 \sim 30 mg$，甲泼尼龙每日量为 $80 \sim 160 mg$。病情缓解后逐渐减量，然后改用口服和雾化吸入剂维持。

2）色甘酸钠：系一种非激素抗炎药，能预防变应原引起速发和迟发反应，以及运动和过度通气引起的气道收缩。用法为雾化吸入 $3.5 \sim 7 mg$ 或粉剂吸入 $20 mg$，每日 $3 \sim 4$ 次，可预防或控制哮喘发作，但效果不及激素。

3.其他药物：

酮替酚、阿司咪唑等对季节性哮喘和轻度哮喘有一定效果。钙通道阻滞剂硝苯地平对特异性或非特异性气道反应有一定保护作用，对慢性哮喘合并高血压、心脏病等不宜用 β_2 受体激动剂的患者，可作为二线用药。

（三）哮喘急性发作期的治疗

1.轻度至中度哮喘：急性发作开始 $1h$ 内，吸入短效 β_2 受体激动剂，一般能迅速缓解气流阻塞症状，PEF回升至80%以上并维持 $3 \sim 4h$ 以上。可继续间断吸入支气管舒张药，也可加用氨茶碱控制夜间发作，若单用 β_2 受体激动剂吸入 $1h$ 症状无改善，PEF 50% ～ 70%，应使用激素以加速哮喘的缓解，并可静脉注射氨茶碱。

2.重度至危重哮喘急性发作：

1）给氧：用鼻导管或面罩吸氧，使得 $PaO_2 > 8.0 kPa$（$60 mmHg$），$SaO_2 \geqslant 90\%$。

2）解除支气管痉挛：持续雾化吸入 β_2 受体激动剂，或静脉滴注沙丁胺醇或氨茶碱，静脉滴注激素。

3）补液：因摄入不足、呼吸道失水增多、感染、发热及茶碱等药物的利尿作用，一般均有失水，如脱水不能及时纠正，将使支气管分泌物黏稠，引流不畅，加重气道阻塞。补液应为每日 2 000 ~ 3 000 mL，使尿量达到每日 1 000 mL 左右；有心力衰竭者，补液量应限制，补盐水尤应慎重。

4）纠正酸碱失衡和电解质紊乱：呼吸性酸中毒时，应及时用人工通气纠正缺氧和 CO_2 潴留。以代谢性酸中毒为主者，应使用 5% 的碳酸氢钠。严重酸中毒，钾从细胞内移出，血钾升高，但应用 β_2 受体激动剂和激素后，钾排出增多，加上进食减少，补钾不足等因素，可无高血钾，甚至出现低血钾。重度及危重哮喘患者因大量排汗，进食少，可伴低钠、低氯，所以要监测电解质变化，并及时纠正。

5）促进排痰：除补液外，其他方法有湿化呼吸道稀释痰液、应用祛痰剂、定时变换体位、鼓励患者咳痰，或轻叩背部等。

6）机械通气：当患者出现下列情况之一时可考虑进行机械通气。①呼吸、心跳停止；②严重意识障碍；③在充分氧疗基础上 PaO_2 仍小于 8.0 kPa（60 mmHg）；④$PaCO_2$ 进行性升高，每 h 升幅达 0.67 kPa（5 mmHg），且绝对值大于 6.65 kPa（50 mmHg）；⑤呼吸性酸中毒或合并代谢性酸中毒，pH 值＜7.25；⑥呼吸频率减慢，心率加快在 140 次/min 以上或有奇脉；⑦合并气胸或纵隔气肿，可经闭式引流后再行机械通气。

7）控制感染：重度及危重哮喘往往由于感染诱发，即使不因感染所致，但严重气道阻塞、体力耗竭、大量用激素等也易诱发呼吸道感染，因而对重症哮喘都应给予抗生素治疗。

8）并发症的防治：对并发脑水肿、消化道出血、休克、心律失常、肺水肿、心力衰竭等严重并发症，应密切观察并及时防治。

（四）哮喘非急性发作期的分级治疗

1．一级治疗：用于轻度哮喘，只需间歇应用短效 β_2 受体激动剂。

2．二级治疗：用于中度哮喘，β_2 受体激动剂与激素合用，激素如倍氯米松吸入，每日 400 ~ 800 μg。

3．三级治疗：用于中度偏重或二级治疗未能控制的哮喘，激素吸入可增至每日 800 ~ 1 000 μg。

4．四级治疗：适用于重度哮喘。采用多种药物联合治疗，包括：①大剂量激素吸入，如倍氯米松吸入每日 800 ~ 1 000 μg；②口服缓释茶碱和（或）长效 β_2 受体激动剂；③可加用抗胆碱药；④口服激素；⑤按需吸入短效 β₂受体激动剂，每日至多4次。

对每级治疗反应良好者，持续数周，可考虑降级治疗，确定最佳治疗方案。

（五）特异性免疫疗法

对于明确存在特异性抗原，无法回避且用药物治疗不能控制症状的患者和青年型轻至中度过敏性哮喘，可用特异抗原的提取液进行特异性减敏治疗。一般用质量浓度为1：5 000、1：1 000、1：100等，剂量从低质量浓度0.05～0.1 mL开始，皮内注射，每周1～2次，逐步增量，维持1年以上或在每年季节性发作前注射2～3个月。

第二节　急性支气管炎

【概述】

急性支气管炎系气管—支气管黏膜的急性炎症，临床主要表现为咳嗽和咳痰，常发生于寒冷或气候突变时节，也可由急性上呼吸道感染迁延所致。

【病因】

（一）感染因素

由病毒、细菌引起。常见致病菌为流感嗜血杆菌、肺炎链球菌、葡萄球菌等。

（二）理化因素

如吸入过冷空气、粉尘及刺激性气体等。

（三）过敏反应

常见致敏原为吸入花粉、有机粉尘、真菌孢子等，亦可因对细菌蛋白质过敏，引起支气管的过敏性炎症反应。

【临床表现】

起初为上呼吸道感染症状，可出现鼻塞、流涕、咽痛等。当炎症累及气管、支气管黏膜时出现咳嗽、咳痰、气促，初为干咳或少量黏液性痰，后可转为黏液脓性，偶可痰中带血。咳嗽严重者伴有胸骨后或肋部疼痛。全身症状一般较轻，可伴乏力、畏寒、低热。查体两肺呼吸音粗糙，可有散在干、湿啰音，啰音部位常不固定，咳痰后可减少或消失。本病如迁延不愈，日久可演变为慢性支气管炎。

【辅助检查】

（一）血象白细胞计数和分类

多无明显改变，细菌感染较重时白细胞计数可增高。

（二）病原学检查

痰涂片或培养可发现致病菌。

（三）X线检查

胸部X线检查大多数正常或仅有肺纹理增粗。

【诊断】

根据急性发病的病史、咳嗽和咳痰等呼吸道症状，以及两肺散在干、湿啰音等体征，结合血象和胸部X线检查，可做出临床诊断。本病应注意与流行性感冒、急性上呼吸道感染、支气管肺炎、肺结核等疾病相鉴别。

【治疗】

（一）适当休息

这是重要的治疗措施，过度劳累不但可使病情拖延，也可能引起并发症。

（二）抗菌药物治疗

根据感染的病原体、病情轻重情况，可选用抗菌药物治疗。多数患者口服抗菌药物有效，如青霉素类（青霉素、阿莫西林等）、大环内酯类（红霉素、罗红霉素等）、氟喹诺酮类（氧氟沙星、环丙沙星等）、头孢菌素类等。病情较重者可给予青霉素80万U肌内注射，每日2次，或160万~400万U分次静脉滴注；或用氧氟沙星200mg静脉滴注，每日2次；也可用头孢唑啉2~4g，分次静脉滴注。

（三）对症治疗

根据病情选用祛痰、止咳、平喘等药物，如咳嗽较剧无痰时可用喷托维林，痰稠不易咳出时用复方氯化铵合剂、溴己新，也可用雾化疗法帮助祛痰。发热者可用解热镇痛药。

第三节 阻塞性肺气肿

【概述】

阻塞性肺气肿是指终末细支气管远端（呼吸性细支气管、肺泡管、肺泡囊和肺泡）的气道弹性减退，过度膨胀、充气和肺容积增大，或同时伴有气道壁破坏的病理状态。

【病因】

阻塞性肺气肿的发病一般认为是多种因素协同作用形成的。引起慢性支气管炎的各种因素，如感染、吸烟、大气污染、职业性粉尘和有害气体的长期吸入、过敏等，均可引起阻塞性肺气肿。本病多伴有慢性咳嗽、咳痰病史，临床难与慢性阻塞性支气管炎明确分别，统称为慢性阻塞性肺病（COPD）。

【临床表现】

（一）症状

慢性支气管炎并发阻塞性肺气肿时，在原有咳嗽、咯痰等症状的基础上出现逐渐加重的呼吸困难。随着病变的发展，呼吸困难症状进行性加重。慢性支气管炎急性发作时，胸闷、气急加剧，严重时可出现呼吸衰竭的症状，如发绀、头痛、嗜睡、神志恍惚等。

（二）体征

早期体征不明显，随着病情的发展，可出现桶状胸，呼吸运动减弱，触觉语颤减弱或消失；叩诊呈过清音，心浊音界缩小或不易叩出，肺下界和肝浊音界下降；听诊心音遥远，呼吸音普遍减弱，呼气延长。并发感染的肺部可有湿啰音。剑突下出现心脏搏动及其心音较心尖部位明显增强时，提示并发早期慢性肺源性心脏病。

（三）临床分型

1.气肿型（红喘型，A型）隐匿起病，病程漫长，呈喘息外貌。晚期可发生呼吸衰竭或伴右心衰竭。

2.支气管炎型（紫肿型，B型）肺气肿征不明显，易反复呼吸道感染导致呼吸衰竭和右心衰竭。

3.混合型以上两型兼并存在者。

【辅助检查】

（一）X线检查

胸廓扩张，肋间隙增宽，肋骨平行，活动减弱，膈降低且变平，两肺野透亮度增加。有时可见局限性透亮度增高，表现为局限性肺气肿或肺大疱。肺血管纹理外带纤细、稀疏和变直，内带的血管纹理可增粗和紊乱。心脏常呈垂直位，心影狭长。

（二）心电图检查

一般无异常，有时可呈低电压。

（三）呼吸功能检查

第1秒用力呼气量（FEV1）占用力肺活量比值<60%，最大通气量小于预计值的80%，残气容积占肺总量的百分比增加，超过40%说明肺过度充气，对诊断阻塞性肺气肿有重要意义。

（四）血气分析

如出现明显缺氧及CO_2潴留时，PaO_2降低，$PaCO_2$升高，并可出现失代偿性呼吸性酸中毒。

（五）血液和痰液检查

一般无异常，继发感染时似慢性支气管炎急性发作表现。

【诊断】

根据慢性支气管炎的病史、肺气肿的临床特征和胸部X线表现及肺功能的检查一般可明确诊断。

【治疗】

治疗的目的在于改善呼吸功能，提高患者工作、生活能力。

（一）去除病因

如避免吸烟及其他气道刺激物。

（二）应用舒张支气管药物

如茶碱类、β_2受体激动剂、抗胆碱药。有过敏因素时，可适当应用肾上腺糖皮质激素。

（三）抗感染治疗

在本病急性发作期根据病原菌或经验应用有效抗生素，如青霉素、环丙沙星、头孢菌素等。

（四）呼吸肌功能锻炼

做腹式呼吸、缩唇缓慢呼气，以加强呼吸肌的活动。

（五）家庭氧疗

每日12～15h的给氧能延长寿命，若能达到每日24h持续氧疗，效果更好。

（六）物理治疗

可采用太极拳、呼吸操、定量行走或登梯练习。

（七）手术治疗

对局限性肺气肿或肺大疱可选择合适的手术治疗。

第四节　慢性肺源性心脏病

【概述】

慢性肺源性心脏病简称慢性肺心病，是由于支气管、肺、胸廓或肺动脉的慢性病变所致的肺循环阻力增加、肺动脉高压，进而引起右心室肥厚、扩大，甚或右心衰竭的心脏病。本病患病年龄多在40岁以上，患病率随年龄增长而增高，急性发作以冬、春季多见。慢性肺心病又分为急性发作期和缓解期，急性上呼吸道感染又是导致急性发作的主要原因。因此病易反复发作，日益加重；若在急性发作期认识不足，诊治不力，即会出现肺性脑病、慢性呼吸衰竭、酸碱平衡失调、电解质紊乱、心律失常、休克、循环障碍、上消化道出血及弥散性血管内凝血（DIC），甚至出现多脏器功能衰竭危及生命。

【病因】

慢性肺心病的病因按病变发生的部位和功能的变化，一般可分为下列五大类：

（一）支气管、肺疾病

最为常见，占比80%～90%。病变原发于支气管，引起气道阻塞、肺泡过度膨胀或破裂形成肺大疱者，称为阻塞性肺病，如慢性支气管炎、阻塞性肺气肿和晚期支气管哮喘等。病变发生于肺实质或间质引起肺泡弹性减退或肺泡扩张受限者，称为限制性肺病，如重症肺结核、弥漫性肺间质纤维化、支气管扩张、硅肺、农民肺（吸入发霉的干草、谷物所致）、结节病和结缔组织病等。

（二）严重的胸廓畸形

较少见，如脊柱结核，脊柱后、侧凸，类风湿关节炎，广泛的胸膜增厚粘连，胸廓改形术后，使胸廓活动受限，肺脏受压，支气管扭曲变形；或可发生肺纤维化、肺不张、代偿性肺气肿等，引起肺泡通气不足，动脉血氧降低、肺血管功能性收缩，从而发生肺动脉高压和慢性肺心病。

（三）肺血管疾病

甚少见，如原发性肺动脉高压、结节性肺动脉炎、广泛或反复发生的多发性肺小动脉栓塞和肺小动脉炎以及原发性肺动脉血栓形成等，均可引起血管内膜增厚、管腔狭窄、阻塞，或血管扩张度降低，从而发生肺动脉高压、右心负荷加重，并发展为慢性肺心病。

（四）神经肌肉疾病

较罕见，如脑炎、脊髓灰质炎、格林-巴利综合征、重症肌无力、肌营养不良和肥胖通气不良综合征等。由于呼吸中枢的兴奋性降低，或神经肌肉的传递功能障碍，或呼吸肌麻痹、呼吸活动减弱，导致肺泡通气功能不足。

（五）其他

如高原性低氧血症引起的肺心病、原发性肺泡通气不足及先天性口咽畸形等亦可导致慢性肺心病。

【临床表现】

本病发展缓慢，临床上除原发疾病的各种症状和体征外，主要是逐步出现的肺、心功能不全以及其他器官受累的征象，往往表现为急性发作期与缓解期的交替出现，肺、心功能不全也随之进一步恶化。急性发作次数越多，肺、心功能损害越重。

（一）肺、心功能代偿期

此期心功能代偿一般良好，肺功能处于部分代偿阶段，患者常有慢性咳嗽、咳痰和喘息，稍动即感心悸、气短、乏力和劳动耐受力下降，并有不同程度发绀等缺氧症状。胸痛可能与右心缺血有关，或因炎症波及胸膜所致。咯血较少见。体格检查可见明显肺气肿体征，如桶状胸，叩之为过清音，肝上界及肺下界下移，肺底活动度缩小，听诊多有呼吸音减弱，感染时可听到干、湿啰音。右心室虽扩大，但常因肺气肿而致心浊音界不易叩出。心音遥远，肺动脉瓣第2音亢进，提示有肺动脉高压存在。三尖瓣区可听到收缩期杂音或剑突下可见心脏收缩期搏动，提示有右心室肥厚和扩大。因肺气肿使胸腔内压升高，阻碍了腔静脉的回流，可出现颈静脉充盈。又因膈肌下降，使肝上界及下缘明显下移，酷似右心功能不全的体征，但此时静脉压多无明显升高，肝脏并无淤血，前后径并不增大且无压痛，可予鉴别。

（二）肺、心功能失代偿期

1.呼吸衰竭：急性呼吸道感染为最常见的诱因，此期的主要表现为缺氧和CO_2潴留所引起的一系列症状。患者发绀明显，呼吸困难加重，常有头痛，夜间为著；当有中、重度呼吸衰竭时则有轻重不等的肺性脑病表现，如嗜睡，严重者出现表情淡漠、神志恍惚、谵妄、抽搐，甚至昏迷。体检见：球结膜充血水肿、眼视网膜血管扩张和视盘水肿等颅内压增高表现。腱反射减弱或消失，椎体束征可阳性。因高碳酸血症导致周围血管扩张，皮肤潮红，儿茶酚胺分泌亢进而大量出汗。早期心排出量增加，血压升高；晚期血压下降，甚至休克。

2.心力衰竭：以右心衰竭为主，表现为心悸、气短明显，严重发绀，颈静脉怒张，肝大且有压痛，肝颈静脉反流征阳性，腹水、双下肢水肿。此时静脉压明显升高，循环时间延长，心率增快或出现心律失常，以前期收缩为常见。因右心扩大，三尖瓣相对性关闭不全，剑突下常可听及收缩期反流性杂音，其特点是吸气时增强，轻者仅于吸气初闻及。随着右心室扩大，心脏呈顺钟向转位。在胸骨左缘第4~5肋间可听到收缩期杂音，严重者可出现舒张期奔马律，各种心律失常，尤以房性心律失常为常见。少数患者可出现急性肺水肿或全心衰竭。

3.脑功能紊乱：由缺氧和CO_2潴留而引起精神障碍和神经症状，主要症状为反应迟钝、谵妄、精神错乱、神志恍惚，甚至抽搐、昏迷等。主要体征为球结合膜充血水肿，颜面紫中透红，瞳孔忽大忽小等改变，腱反射减弱或消失，锥体束征阳性。

【辅助检查】

（一）X线检查

除肺、胸基础疾病如肺透光度增强，肺纹理增粗紊乱以及膈肌下移等慢性支气管炎阻塞性肺气肿的征象外，尚有肺动脉高压症，如右下肺动脉扩张，其横径≥15mm，横径与气管横径之比≥1.07，肺动脉段突出，其高度≥3mm，右心室增大者见心尖上翘或圆凸，右侧位见心前缘向前隆凸，心前间隙变小。有时可见扩大的右室将左室后推与脊柱阴影重叠。

（二）心电图检查

主要为右房、室增大的表现，前者见肺型P波，形态高尖，其顶角<70°，平均电轴≥90°，振幅≥2mV；后者见电轴右偏，额面平均电轴≥+90°，重度顺钟向转位，$RV_1+SV_5≥1.05mV$，aVR呈QR型，$V_{1~3}$，呈R型，$V_{4~6}$呈rS型。也可见右束支

传导阻滞及低电压等图形。在 $V_{1~3}$ 可出现QS波，酷似陈旧性心肌梗死的图形，应注意鉴别。

（三）心电向量图检查

主要表现为右心室及右心房增大的图形。随着右室肥大程度的加重，QRS方位由正常的左下前或后逐渐演变为向右，再向下，最后转向右前，但终末部仍在右后，QRS环自逆钟向运行或"8"字形发展至重度时之顺钟向运行。P环多狭窄，左侧面与前额面P环振幅增大，最大向量向前下、左或右。一般来说，右房肥大越明显，则P环向量越向右。

（四）超声心动图检查

其表现为右室内径增大（≥20mm），左右心室内径比值变小（<2.0），右室流出道内径增宽（≥30mm），右室流出道/左房内径比值增大（≥1.5），右肺动脉内径增宽（≥18mim），肺动脉干及右心房增大等。

（五）肺阻抗血流图及其微分图的检查

其诊断符合率达到84.4%，误诊率为5%。肺阻抗血流图可有如下改变，波幅下降（≤0.15），波面积缩小（≤105mm²），上升时间缩短（≤0.15s），最大上升速度降低（≤0.61/s）为异常。

（六）血液及生化检查

血细胞计数和血红蛋白可增高，血细胞比容可高达50%以上，全血黏度和血浆黏度常增高；合并严重感染时，白细胞计数和中性粒细胞增高。部分患者出现肝、肾功能异常。随着病情发展阶段的不同，酸碱失衡情况的表现，可有高钾、低钠、低钾、低氯、低钙、低镁等。

（七）血气分析

呼吸衰竭时，$PaO_2 < 8.0kPa$（60mmHg），$PaCO_2 > 6.65kPa$（50mmHg），此多见于慢性阻塞性肺病所致的肺心病。如由原发性肺血管病变或肺间质疾病所引起者，多表现为PaO_2降低，而$PaCO_2$则不一定升高，pH值则视肌体对酸碱代偿情况的不同而表现为正常、降低或升高。

【诊断】

在本病诊断时注意以下几项：

1.具有慢性支气管炎等肺、胸疾病的病史。

2.存在慢性阻塞性肺气肿或慢性肺间质纤维化等基础疾病的体征。

3.出现肺动脉高压的客观征象。

4.具有右心损害如右室肥大的各种表现。

5.肺、心功能失代偿期的患者则有呼吸衰竭和右心衰竭的临床征象和血气改变。

【治疗】

肺心病分为急性发作期的处理和缓解期的康复治疗。慢性肺心病患者其所发生的低氧血症和高碳酸血症常影响全身各重要脏器和组织，从而引起多系统、多器官功能损害和衰竭。因此，肺心病的治疗，除处理肺、胸基础疾病，改善肺心功能外，还必须维护各系统器官的功能，采取积极的措施予以救治。

（一）控制呼吸道感染

控制感染是治疗肺心病的关键环节。由于肺心病患者的反复呼吸道感染，常为多病原菌的混合感染，故较顽固难治。因此，对抗生素的选用本着广谱、联合、敏感、足量、合理和足够、静脉滴注给药的原则。常选用青霉素类、头孢菌素类、大环内酯类、氨基糖苷类、喹诺酮类等抗生素治疗。

1.致病菌未查明之前（培养之前）下列方案任选其一即可：

1）头孢菌素+氨基糖苷类+甲硝唑：用法为头孢拉定5~7g，阿米卡星0.6g，甲硝唑1.0g，分别静脉滴注，每日1次，10d为1个疗程。

2）青霉素+氨基糖苷类+克林霉素：用法为青霉素800万U，妥布霉素240mg，克林霉素1.2g，分别静脉滴注，每日1次，10~15d为1个疗程。

3）大环内酯类+喹诺酮类：用法为林可霉素1.8g，氟罗沙星0.4g，分别静脉滴注，每日1次，10~15d为1个疗程。

2.致病菌查明后可按下列方案实施：

1）革兰阳性球菌感染：如肺炎链球菌、流感嗜血杆菌等，采用较大剂量青霉素G静脉滴注治疗，也可选用大环内酯类抗生素和四环素类抗生素。对耐药的金黄色葡萄球菌感染可采用苯唑西林，或第1代头孢菌素和第2代头孢菌素等治疗。

2）革兰阴性杆菌感染：如克雷白杆菌、大肠埃希菌等，目前多主张联合应用第2或第3代头孢菌素（头孢哌酮、头孢曲松、头孢他啶）加氨基糖苷类抗生素（阿米卡星、妥布霉素）治疗。

3）铜绿假单胞菌感染：以头孢他啶为首选。

4）真菌感染：以氟康唑为常用药物。

5）其他病原体感染：厌氧的革兰阴性杆菌可用氯霉素、羧苄西林等；厌氧球菌用红霉素、林可霉素、甲硝唑、替硝唑等；支原体感染首选大环内酯类抗生素和四环素类抗生素；军团菌感染首选红霉素和利福平。

（二）保持呼吸道通畅措施

1.支气管舒张剂：主要应用选择性 β_2 受体激动剂和茶碱类药物。如 β_2 受体激动剂沙丁胺醇 $2.4 \sim 4.8$ mg口服，或气雾剂吸入，每日3次。氨茶碱 $0.1 \sim 0.2$ g口服，每日3次，或 0.25 g加入10%的葡萄糖注射液40 mL中缓慢静脉注射（10 min以上），而后以氨茶碱 $0.5 \sim 0.75$ g加入5%～10%的葡萄糖注射液500 mL缓慢静脉滴注。

2.消除气道非特异性炎症：肾上腺糖皮质激素用于治疗COPD应严格掌握指征，气道阻塞具有逆转可能性者方可考虑使用。以下均可考虑使用肾上腺糖皮质激素：①应用 β_2 受体激动剂后第1 s用力呼气量（FEV1）较用药前增加 $\geq 15\%$，其气道具有一定的可逆性者；②对多种过敏原皮肤试验50%以上呈阳性的特异性者；③血浆花生四烯酸代谢产物如血栓素 A_2（TXA_2）、白三烯（LT）、前列腺素 $F_2\alpha$（$PGF_2\alpha$）等水平升高者；④痰或周围血嗜酸粒细胞计数增高者。可采用地塞米松每日10 mg静脉滴注，症状控制后改为泼尼松片口服。

3.减少气道分泌物：可采取以下方法：①黏液溶解剂和祛痰剂；②纠正失水、湿化气道；③物理方法促进排痰。

（三）纠正缺氧和 CO_2 潴留

1.合理氧疗：肺心病急性发作期必须给氧已毋庸置疑，因为肺心病患者常发生 Ⅱ 型呼吸衰竭，适宜持续低流量给氧，目前多数学者认为肺心病急性加重期氧疗宜长不宜短。因控制呼吸道感染需 $7 \sim 10$ d，营养改善和体力恢复需 $2 \sim 3$ 周，以给氧4周左右为宜。给氧流量为 $1 \sim 2$ L/min，吸入氧体积分数（浓度）为25%～29%。

2.呼吸兴奋剂的应用：应首先在改善气道阻塞的基础上再使用。尼可刹米 0.375 g或洛贝林（山梗菜碱）3 mg，肌内注射，$2 \sim 4$ h 1次，病情严重时可用尼可刹米 $1.875 \sim 3.75$ g加入10%的葡萄糖注射液500 mL中静脉滴注。

3.建立人工气道与机械通气：

1）指征：肺心病急性发作期患者经控制呼吸道感染、保持呼吸道通畅及纠正缺氧和 CO_2 潴留等处理后，如意识障碍仍重，呼吸极度困难，$PaO_2 < 6.65$ kPa（50 mmHg），

$PaCO_2 > 7.3 kPa（55 mmHg）$，应考虑建立人工气道并进行机械通气。

2）呼吸机及通气形式的选择：一般多采用间歇正压呼吸（IPPB），具有自主呼吸的患者可适当配合间歇指令通气（IMV）进行辅助，而呼气终末正压呼吸（PEEP）则多用于伴有肺水肿或急性呼吸窘迫综合征（ARDS）的患者。

3）人工通气的调节：通气量一般从400～600 mL开始，或正压吸气时以能见到胸腹部明显运动为度。

4）呼吸机的撤离：其指征是患者神志清楚，自主呼吸稳定，呼吸频率＜35次/min，潮气量＞10 mL/kg，以及$PaO_2 \geq 8.0 kPa（60 mmHg）$，高碳酸血症已经纠正。

（四）降低肺动脉压

1.原发病的治疗：对COPD伴肺动脉高压者，在控制感染、解痉、平喘、改善缺氧后，多数患者肺动脉压可降至正常。

2.氧疗COPD：伴肺动脉高压必须进行氧疗，有人主张每日吸氧时间大于15 h，特别注意夜间持续氧疗，能坚持氧疗者可延缓肺心病的发生。

3.血管扩张剂应用：α受体阻滞剂如酚妥拉明，钙通道阻滞剂如硝苯地平、维拉帕米，血管紧张素转换酶抑制剂如卡托普利、依那普利，亚硝酸盐类如硝酸甘油等，均有较好的降肺动脉压作用，但其选择性差，在降肺动脉压的同时也使体循环血压下降，有发生直立性低血压的危险，应予重视。

4.前列腺素类：前列环素和前列腺素E均有较强的扩血管作用，且对肺血管的选择性较好。前列腺素以2～6 ng（kg·min）的速度维持；前列腺素E1常用剂量为0.01～0.02 μg/（kg·min）。

（五）右心衰竭的治疗

1.利尿剂：主要是以减少血容量和减轻右心负荷、消肿为其目的。一般轻度水肿可不用利尿剂，中度水肿可用氢氯噻嗪12.5～25 mg，每日1～3次，或用氨苯蝶啶50～100 mg，每日1～3次；重度水肿口服无效者，可应用呋塞米20～40 mg肌内或静脉注射。利尿时应注意补钾。

2.强心剂：对经控制感染、改善肺心功能及应用利尿剂有效的右心衰竭患者一般不用强心剂。如经上述处理后右心功能未能改善或以右心衰竭为主要表现而无明显呼吸道感染征象者可考虑谨慎使用强心剂。应用原则是选用作用快、排泄快、常用量的1/2～1/3。因肺心病长期慢性缺氧，对洋地黄制剂耐受很低，疗效差且易中毒，诱发心律失常,加重病情。近年来,非洋地黄类正性肌力药物已广泛用于治疗肺心病心力衰竭,并取得了一定疗效。常用毒毛花苷K 0.125~0.25mg,或毛花苷C 0.2~0.4mg,加入10%的葡萄糖注射液20~40mL内静脉推注,必要时重复1次,疗程3~5d。非洋地黄类常用β受体兴奋剂多巴酚丁胺40~60mg加入10%的葡萄糖注射液500mL中静脉滴注,每日1次,用至心力衰竭控制。还可用磷酸二酯酶抑制剂氨力农,氨力农与洋地黄制剂有相加作用,与β受体激动剂有协同作用,既不增加心率,亦不诱发心律失常。用法为先静脉推注0.75mg/kg,后静脉滴注5~10mg/(kg·min),对心力衰竭较好。

3.血管扩张剂应用:血管扩张剂治疗肺心病的目的在于解痉,降低气道阻力,改善通气功能,扩张小动脉,降低肺血管阻力,减轻右心室压力负荷,降低肺动脉高压,改善右心室功能。血管扩张剂有:①直接扩张血管平滑肌药物:如硝普钠、肼屈嗪等。用法为硝普钠25mg加入10%的葡萄糖注射液250~500mL中静脉滴注,每日1次。②α受体阻滞剂:如酚妥拉明、哌唑嗪。用法为酚妥拉明10~20mg加入10%的葡萄糖注射液250~500mL中静脉滴注,滴速为0.04~0.08mg/min,每日1次。③钙通道阻滞剂:如硝苯地平、尼卡地平等。用法为硝苯地平每次10~20mg,口服,每日3次。④血管紧张素转化酶抑制剂,如卡托普利、依那普利等,用法为卡托普利每次25~50mg,口服,每日2~3次。⑤其他,如前列腺素E_1,150mg加入10%的葡萄糖注射液250mL中静脉滴注。

(六)脑水肿的处理

1.镇静剂因能抑制呼吸中枢,故应严格掌握使用。如患者出现烦躁、抽搐和精神症状时可用地西泮5mg肌内注射,并密切观察其抑制呼吸的不良反应。吗啡、哌替啶、巴比妥类药物禁用。

2.脱水剂可减轻脑水肿,降低颅内压。一般选用20%的甘露醇每次0.5~1.0g/kg,快速静脉滴注,每日1~2次。

3.肾上腺糖皮质激素能降低颅内压,减轻脑水肿,解除支气管痉挛,抑制支气管腺体分泌,促进肺部炎症吸收,以及改善因慢性缺氧继发肾上腺皮质功能不全,对肺性脑病尤为有利。

(七)控制心律失常

肺心病患者因低氧血症、高碳酸血症、电解质紊乱,易出现心律失常,以房性心律失常为多见。对于室上性阵发性心动过速、室上性频发早搏、心房纤颤、心房扑动等，可选用维拉帕米5 mg加入10％的葡萄糖注射液20 mL静脉注射，或40～80 mg口服，每日3次，亦可用毛花苷C。对频发性室性早搏、室性心动过速，可用利多卡因50～100 mg静脉注射，继后以1～3 mg/min静脉滴注，亦可选用美西律100 mg静脉滴注，或200 mg口服，每日3次。

（八）营养疗法

肺心病患者由于摄入不足，胃肠功能差，能量需要增加；而耗能增加，因缺氧、呼吸困难，易出现呼吸肌疲劳。患者除食用营养丰富易消化的高热量饮食外，还可静脉补充维生素、脂肪乳、复方氨基酸、白蛋白、新鲜血浆等。

（九）并发症的治疗

肺心病急性加重期除肺心功能衰竭外，可发生多种并发症，如肺性脑病、电解质和酸碱平衡紊乱、休克、上消化道出血、DIC、肝衰竭、肾衰竭、自发性气胸、心律失常、感染等。一旦发生应立即采取相应措施进行诊治。

（十）缓解期的治疗

1.呼吸锻炼：其目的是增强膈肌的活动，提高潮气量，减少呼吸频率，从而改善气体分布，纠正通气/血流比例失调，提高SaO_2。可采用腹式呼吸、缩唇呼吸。

2.提高肌体抵抗力可选用转移因子、胸腺素、干扰素及其诱导剂、丙种球蛋白、多抗甲素等。

第五节　支气管扩张

【概述】

支气管扩张是一种支气管慢性异常扩张的疾病。由于支气管及其周围组织的炎症损坏管壁，使支气管管腔变形及持久扩张。主要症状有慢性咳嗽、咳脓痰和反复咯血。起病多在儿童或青年，过去发病率较高，为0.1％～0.2％，自抗菌药物应用以来，已逐渐减少。

【病因】

支气管扩张是支气管管壁弹力层和肌层破坏性改变引起的支气管持续扩张，病变可以是广泛的，也可以是局部的。过去常由麻疹或百日咳引起，目前则以革兰阴性杆菌感染居多。免疫缺陷会引起支气管扩张，也可因长期接触腐蚀性气体引起持久性气道损伤。

支气管扩张可分为先天性与继发性两种，以继发性支气管扩张较为常见。引起继发性支气管扩张的基本因素是支气管-肺脏的反复感染和支气管阻塞，两者相互影响。先天性支气管扩张，是由于支气管先天发育不良，呈囊状，常伴有心脏异位、鼻旁窦炎和胰腺囊肿性纤维病变。

【临床表现】

病程多呈慢性经过，发病年龄多在儿童患者和青年。临床最常见症状是咳嗽、咳痰、咯血及反复肺部感染。临床症状的轻重与支气管病变的轻重、感染程度有关。病情因反复感染而逐渐加重，咳脓样痰日益增多，有时每日可达100～400mL。典型的痰液为痰液收集于玻璃瓶放置数h后，可分为三层，上层为泡沫，中层为黏液，下层为脓性物和坏死组织。目前因抗生素广泛应用，此种典型痰液已不常见。如有厌氧菌感染，痰与呼出气体有臭味。

反复咯血占比57%～75%，咯血量差异较大，可自痰中带血至大量咯血，咯血量与病情严重程度、病变范围不一定平行。反复咯血为部分患者唯一症状，平时无咳嗽、咯脓痰等呼吸道症状，临床上称为"干性支气管扩张"，常见于结核性支气管扩张，病变多在上叶支气管，支气管引流较好。反复肺部感染可引起全身中毒症状，如间歇性发热、乏力、食欲减退和贫血等，严重者可出现气急与发绀。

早期与轻度支气管扩张者可无异常体征，病变反复感染后胸廓扩张度减少，叩诊呈浊音，可闻及干湿啰音，由于病变位置固定，重复体检时肺部湿啰音部位不变。病变严重、广泛者，有时可闻及哮鸣音，常伴有杵状指（趾）。

【辅助检查】

（一）胸部X线

平片支气管扩张由于支气管壁慢性炎症引起管壁增厚及周围结缔组织增生所致，表现为病变区纹理增多、增粗，排列紊乱，若扩张的支气管内有分泌物潴留，则呈柱状增粗。由于支气管扩张常伴有间质性炎症，因此在肺纹理增多的同时伴有网状样改变；如果在胸片上显示大小和分布不等的蜂窝状、圆形或卵圆形透明区，代表囊状支气管扩张，有一定诊断价值。10%左右的支气管扩张患者胸部平片无异常改变，也无特异性，即使见到上述支气管扩张的特征性改变，亦不能从平片上决定支气管扩张累及范围及程度，还必须做支气管造影。

（二）支气管造影

支气管造影可确诊支气管扩张的存在、病变的类型和分布范围，对决定是否手术切除和切除的范围有肯定的意义。为了使造影满意及防止并发症，造影时要有良好的麻醉效果，使患者较好合作。造影剂要黏稠度适宜，能灌注到第7～8级支气管，但不要进入肺泡。支气管造影可见支气管呈柱状扩张，或囊状扩张以及混合性扩张。

（三）胸部CT

近年来胸部CT扫描已能查出支气管扩张，并有相当特异性。如柱状扩张管壁增厚，并延伸至肺的周围；混合型有念珠状外形；囊状扩张成串或成簇囊状，囊腔内可有液体。特别是目前采用1.5mm薄层切面，更提高了CT对支气管扩张诊断阳性率。此检查可使部分患者免除支气管造影检查，特别是对造影剂过敏患者，亦能接受此项检查而确定诊断。要行手术切除者，需要明确手术范围，仍应该尽量做支气管碘油造影。

【诊断】

对持久性咳嗽、咯大量脓痰、反复咯血，肺部有固定性持续不变的湿啰音、杵状指（趾），胸部平片有肺纹理粗乱、蜂窝样改变；胸部CT成像有柱状扩张、管壁增厚或念珠状改变，临床可以诊断为支气管扩张。如要进一步明确病变部位与范围，可以做支气管碘油造影。本病应与慢性支气管炎、肺结核、肺癌、慢性肺脓肿、先天性肺囊肿鉴别。

【治疗】

支气管扩张的治疗原则是：去除病原，促进痰液排出，控制感染，必要时手术切除。

（一）病原治疗

对合并有慢性鼻窦炎、慢性齿龈炎、慢性扁桃体炎等应积极根治。

（二）保持支气管通畅，积极排除痰液

1.体位引流：由于扩张支气管丧失弹性，且支气管黏膜纤毛上皮破坏，使纤毛活动受阻痰液不易排出，体位引流能促使痰液排出。体位引流是根据病变的部位采取不同的体位，原则上应使患肺位置抬高，引流支气管开口朝下，以利于痰液流入支气管和气管而排出，每日引流2～3次，每次15～30min。如痰液较黏稠可应用祛痰剂，或

引流前用生理盐水雾化吸入，使用后痰液变稀薄，更有利于体位引流。

2.纤维支气管镜吸引痰液：如体位引流痰液仍不能排出，可经纤维支气管镜吸痰，必要时在支气管黏膜滴以1：1 000肾上腺素，消除水肿，以减轻阻塞，利于痰液排出；也可局部滴入抗生素。

3.支气管舒张药的使用：部分病例由于气道敏感性增高或支气管炎的刺激，可出现支气管痉挛，影响痰液的排出。在不咯血的情况下，可应用支气管舒张药，如氨茶碱0.1g，每日3次，或喘定0.2g，每日3次，或喘特灵控释片8mg，早晚各1次。

（三）大咯血治疗

1.一般处理：对大咯血患者要求绝对卧床休息。取患侧体位，消除患者的紧张和恐惧心理。尽可能减少一些不必要的搬动，以免途中因颠簸加重出血，窒息死亡。同时，还应鼓励患者咳出滞留在呼吸道的陈旧性血液，以免造成呼吸道阻塞和肺不张。如患者精神过度紧张，可用小剂量镇静剂，如地西泮2.5mg，口服，每日3次。对频发或剧烈咳嗽者，可给予镇咳剂，如喷托维林25mg，口服，每日3次。必要时可给予可待因15～30mg，口服。但对年老体弱患者，不宜服用镇咳药；对肺功能不全者，禁用吗啡、哌替啶，以免抑制咳嗽反射，造成窒息。

2.止血治疗：

1）药物止血：

（1）垂体后叶素：可直接作用于血管平滑肌，具有强烈的血管收缩作用。用药后由于肺小动脉的收缩，肺内血流量锐减，肺循环压力降低，从而有利于肺血管破裂处血凝块的形成，达到止血目的。具体用法为垂体后叶素5～10U加入25%的葡萄糖注射液20～40mL中，静脉滴注，必要时6～8h重复1次。对患有高血压、冠心病、动脉硬化、肺源性心脏病、心力衰竭以及妊娠患者，均应慎用或不用。

（2）血管扩张剂：通过扩张肺血管，降低肺动脉压及肺楔压；同时体循环血管阻力下降，回心血量减少，肺内血液分流到四肢及内脏循环当中，起到"内放血"的作用，造成肺动脉和支气管动脉压力降低，达到止血目的。对于使用垂体后叶素禁忌的高血压、冠心病、肺心病及妊娠等患者尤为适用。

常用的药物有：①酚妥拉明。为β受体阻滞剂，一般用量为10～20mg，加入5%的葡萄糖注射液250～500mL静脉滴注，每日1次，连用5～7d，有效率在80%左右。但为了防止直立性低血压及血压下降的发生，用药期间应卧床休息。对血容量不足者，应在补足血容量的基础上再用此药。②普鲁卡因。常用剂量50mg，滴入25%的葡萄糖注射液20～40mL静脉注射，每4～6h 1次；或300～500mg加入5%的葡萄糖注射液500mL，静脉滴注，每日1次。首次用此药者，应做皮试。③阿托品、654-2（消旋山莨菪碱片）。阿托品1mg或654-2 10mg，肌内或皮下注射，对大咯血患者亦有较好的止血效果。

（3）一般止血药：主要改善凝血机理。①6-氨基己酸6.0g加入5%葡萄糖注射液250mL，静脉滴注，每日2次；或氨甲苯酸0.25g加入25%的葡萄糖注射液20～40mL中，缓慢静脉注射，每日2次；或氨甲环酸0.25g加入25%的葡萄糖注射液250mL，静脉滴注，每日1～2次。②酚磺乙胺0.25～0.5g加入25%的葡萄糖注射液40mL中，静脉注射，每日1～2次；或酚磺乙胺3.0～5.0g加入5%的葡萄糖注射液500mL中，静脉滴注，每日1～2次。③巴曲酶：由巴西蛇的毒液经过分离和提纯而制备出的一种巴曲酶。注射1克氏单位的巴曲酶20min后，健康成人的出血时间会缩短至原有的1/2～1/3，其效果可保持2～3d。本品可供静脉或肌内注射，也可供局部使用。成人用量每日1～2克氏单位，儿童每日0.3～1克氏单位，注意用药过量会使其功效下降。此外，尚有维生素K、鱼精蛋白等。上述药物一般只作为大咯血的辅助治疗药物。

2）支气管镜：在大咯血治疗中，对采用药物治疗效果不佳的顽固性大咯血患者，应及时进行纤维支气管镜检查。其目的：一是明确出血部位；二是清除气道内的陈旧性血液；三是配合血管收缩剂、凝血酶、气囊填塞等方法进行有效的止血。出血较多时，一般先采用硬质支气管镜清除积血，然后通过硬质支气管镜应用纤维支气管镜，找到出血部位进行止血。

（1）气管灌洗：采用4℃的冰生理盐水500mL，通过纤维支气管镜注入出血的肺段，留置1min后吸出，连续数次。一般每个患者所需的灌洗液总量以500mL为宜。

（2）局部用药：通过纤维支气管镜将肾上腺素溶液（1∶2 000）1～2mL，或1 000U/mL凝血酶溶液5～10mL滴注到出血部位，可起到收缩血管和促进凝血作用，疗效肯定。在1 000U/mL的凝血酶溶液5～10mL中，加入2%纤维蛋白原溶液5～10mL，混匀后滴注在出血部位，其止血效果更好。

（3）气囊堵塞：经纤维支气管镜将Fogarty气囊导管送至出血部位的肺段或亚段支气管后，通过向导管气囊内充气或充水，致使出血部位的支气管堵塞，达到止血的目的。一般气囊保留24～48h以后，放松气囊，观察几h后未见进一步出血即可拔管。

操作过程中，应注意防止因气囊充气过度及留置时间过长而引起的支气管黏膜缺血性损伤和阻塞性肺炎的发生。

3）选择性支气管动脉栓塞术：栓塞治疗通常在选择性支气管动脉造影，确定了出血部位的同时进行。出血部位明确后，即可采用吸收性明胶海绵、氧化纤维素、聚氨基甲酸乙酯或无水乙醇等栓塞材料，将可疑病变的动脉尽可能全部栓塞。如果在支气管及附属系统动脉栓塞以后出血仍持续存在，需考虑到肺动脉出血的可能。此时还应对肺动脉进行血管造影检查，一旦明确病变存在，主张同时做相应的肺动脉栓塞。支气管动脉栓塞术治疗大咯血的近期效果肯定。

绝大部分咯血患者经过上述各项措施的处理后出血都可得到控制。然而，对部分虽经积极的保守治疗，仍难以止血，且其咯血量之大直接威胁生命的患者，应考虑外科手术治疗。

（四）积极控制感染

控制感染是支气管扩张急性感染的主要治疗措施，应根据症状、体征、痰液颜色以及细菌培养结果而选用抗生素。按病情轻重决定抗生素用量以及是否需要联合用药，但要注意真菌与厌氧菌的感染。亦可局部应用抗生素，如雾化吸入液中加入抗生素，或经纤维支气管镜在病灶局部滴入抗生素。但须注意，积极控制感染必须与积极清除痰液相结合。

（五）外科手术切除

支气管扩张的根治方法是外科手术切除，但对于双侧广泛支气管扩张或并发肺气肿或老年体弱患者，估计病变切除后将导致呼吸功能严重损害者，则不宜手术。病变比较局限，在一叶或一侧组织有反复咯血或感染者是手术适应证。局限于单侧肺叶的病变，切除后有良好效果的达95%，但也有部分病例手术切除后症状未见改善，这可能是术后残留的支气管扩张，或由于残存的支气管扭曲移位、引流不通畅而产生反复感染等。因此，手术的选择应严格掌握适应证。

第六节　急性肺脓肿

【概述】

急性肺脓肿是由化脓性细菌感染后，引起肺组织炎性坏死，继而形成脓肿。临床主要表现为高热、畏寒、咳嗽，继而肺脓肿破溃入支气管咳出大量脓性臭痰。如许多微小脓肿局限于某一肺组织区并融合，则称为坏死性肺炎。

按发生原因，化脓性肺脓肿基本可分为三种类型：①吸入性肺脓肿或原发性肺脓肿。自口腔或上呼吸道吸入病菌污染的分泌物、呕吐物或异物，阻塞某一段支气管，远端肺组织萎陷，坠入的细菌迅速繁殖，引起化脓性炎症，组织坏死，最终形成脓肿。发生部位与污染物吸入的体位有关，好发于上叶后段或下叶背段，右侧多于左侧。②血源性肺脓肿。败血症的脓毒菌栓经血行播散到肺，导致小血管栓塞，肺组织发炎、坏死而形成肺脓肿，均呈多发性散在分布。多由于身体其他部位的感染灶，如皮肤创伤、疖、痈、骨髓炎等引起。病原菌以金黄色葡萄球菌为主。③继发性肺脓肿。肺脓肿继发于支气管扩张症、支气管囊肿、支气管肺癌、肺结核空洞或某些细菌性肺炎，由于原有的病变使感染的分泌物排出不畅或病原菌毒力强、繁殖快、肺组织广泛化脓、坏死而形成肺脓肿。

【病因】

正常人呼吸道的鼻腔、口腔部有大量细菌寄殖，据报道每毫升唾液中含有108个厌氧菌，比需氧菌含量高出10倍，齿缝中有更多的厌氧菌存在，牙周炎部位厌氧菌含量则更高。肺脓肿的致病菌与口咽部的寄殖菌密切相关，且常为多种细菌混合感染，其中厌氧菌感染占重要地位。常见的厌氧菌为黑色素类杆、口腔类杆菌、核酸杆菌、消化球菌等。脆弱类杆菌亦占一定比例，坏死梭杆菌已较少见。需氧菌、兼性厌氧菌主要为金黄色葡萄球菌、化脓链球菌（A组溶血性链球菌）、肺炎杆菌、铜绿假单胞菌等，由于它们的毒力强、生长繁殖快，容易产生肺组织坏死，形成脓肿。其他，如大肠埃希菌、变形杆菌、不动杆菌属、军团菌等亦偶可引起肺脓肿。

本病患者常有口、鼻咽部感染灶，如扁桃体炎、龋齿、龈槽溢脓等；口腔、鼻咽部手术史；麻醉、酗酒、昏迷及异物吸入史；皮肤化脓性感染、创伤、化脓性骨髓炎等病史。肺脓肿的发生途径主要为吸入性感染，占比60%以上，其次为肺外化脓性感染通过血道产生血源性肺脓肿和继发于其他肺部疾病的感染所致继发性肺脓肿。

【临床表现】

吸入性肺脓肿起病急骤，有畏寒、高热、咳嗽、咯黏液痰或黏液脓性痰，或因炎症波及胸膜而有胸痛。病变范围较广泛时可有气急，也常伴有全身无力、脉率增快、多汗和食欲减退等。1~2周后脓肿破溃到支气管，痰量突然增加，每日可达数百毫升，为脓性痰，静置可分为三层。老年患者多较严重，可发生感染性休克。若为厌氧菌感染则痰甚臭。部分厌氧菌感染可不产生臭味，或病变与支气管相通，可无臭味。咯出大量脓性痰后，全身症状开始好转，体温有所下降。约1/3或更多患者有咯血。如肌体抵抗力低下和病变发展迅速时，脓肿可穿破胸膜而引起急性张力性脓气胸或形成支气管胸膜瘘。单纯厌氧菌感染肺脓肿的症状有时发病较隐匿，病史常超过2周，开始仅出现乏力、低热、咳嗽，继而有明显中毒症状及咳脓性臭痰或有体重减轻、贫血等表现。急性肺脓肿若治疗不及时或不当，转为慢性肺脓肿则病程转为慢性发展，出现不规则发热、咳脓性痰及反复咯血、消瘦、贫血等慢性中毒症状。

血源性肺脓肿常有肺外感染史，先出现畏寒、高热等全身脓毒血症的症状，经数日至2周才出现肺部症状，如咳嗽、咳痰等，少有咳脓臭痰或咯血。

继发性肺脓肿起病缓慢，咳脓性痰量相对较少，一般少带臭味，发病前常伴有原发性疾病的相应临床表现。

肺脓肿早期因病变范围小，且位于肺的深部，常无阳性体征发现。脓肿形成后，其周围有大量炎性渗出，叩诊可呈浊音或实音，语颤增强，呼吸音增强，有湿啰音。脓腔较大时，可有空瓮声。如支气管发生半阻塞时，空腔声可不明显。慢性病例多呈消耗病容，面色苍白、消瘦、水肿。几乎所有的慢性病例均有杵状指（趾），少数患者可发生肺性肥大性骨关节病。有些患者，在肺脓肿相应的胸壁部可听到收缩期加重的连续血管杂音，这是胸壁血管通过胸膜粘连处与肺内血管形成侧支吻合所致。伴有这种杂音的患者施行手术时应特别注意。

【辅助检查】

1.血象：白细胞总数可达20×10^9/L以上，中性粒细胞在0.80以上，核左移。

2.细菌学检查：细菌学检查可做痰或血培养鉴定致病菌。痰涂片染色镜检及痰培养可发现致病菌，但痰液检查往往受到口咽寄居菌的污染，培养结果不能真正代表肺部感染的病原菌，为减少感染自下呼吸道直接采样最好。方法为经气管吸引或经纤维支气管镜防污染刷采样并做细菌定量培养，结果可靠。脓肿靠近胸膜者，可在电透下做经皮经肺穿刺，将吸出物做细菌培养。并发脓胸者经胸穿抽出脓液可直接做细菌培养。为提高致病菌检出率，尽量在应用抗生素前采样做细菌培养。

3.X线检查：急性吸入性肺脓肿早期在X线胸片上呈大片浓密模糊阴影，边缘不清，病变一边常紧贴于胸膜、纵隔或叶间裂，呈肺段性分布。脓肿形成后，若已有脓液经支气管略出，X线胸片上能显示带有液平面的圆形空洞，空洞的内壁光整或不规则，四周有较厚的云雾状炎性浸润。若支气管引流不畅时，可形成张力性空洞，X线胸片显示为薄壁囊性空洞。急性期如引流通畅，治疗得当，则空洞日趋缩小，周围炎症逐渐吸收，最后仅残留条索状阴影和胸膜增厚。少数急性肺脓肿经治疗后，由于支气管开口发生上皮化生而形成圆形、薄壁、浅淡阴影的残余空洞，存在时间较长或终身不变。X线检查易被忽略或被误诊为肺囊肿。

血源性肺脓肿X线胸片常显示两肺外围多发性片状增密阴影，或圆形和椭圆形阴影，大小不一，有的逐渐成为含有液平面的脓肿或张力性空洞。偶见两肺有密布的粟粒性病灶。当炎症吸收后，局部可纤维化或形成肺气囊。

肺脓肿CT成像上多呈类圆形的厚壁空洞，也可呈长圆形，有时表现为不规则形，病灶内可有液平面。病灶靠近胸膜时，与胸壁成锐角，脓肿内壁常表现不规则状，支气管和血管至脓肿壁处似有截断。病灶密度差别较大，内呈液性密度或气性密度或两者兼有，壁呈软组织密度。增强扫描，可见病灶周围强化。

4.纤维支气管镜检查：对病因诊断不肯定的肺脓肿，纤维支气管镜是鉴别单纯肺脓肿、肺结核和支气管肺癌继发肺脓肿的重要方法。

【诊断】

对起病急、高热、畏寒、咳嗽、咳脓臭痰，血白细胞计数和中性粒细胞增高，X线显示浓密炎性浸润，中有空腔或有液平等，诊断肺脓肿多不困难。本病应与空洞性肺结核、癌性空洞、肺囊肿合并感染、肺包虫囊肿、肺吸虫、肺阿米巴、肺真菌病等鉴别。

【治疗】

治疗应根据病期的不同而异，早期彻底的内科治疗是根治肺脓肿的关键。

（一）抗生素治疗

肺脓肿初期或急性期应用大剂量的有效抗生素，病程若在1个月内，治愈率可达80％以上。但应用抗生素前应做痰、血、胸腔积液等细菌培养和药物敏感试验，对选择抗生素的应用极为重要。

对革兰阳性球菌如肺炎球菌引起的肺脓肿，首选青霉素每日240万U，分次肌内注射，病情重者600万~1 000万U，分次静脉滴注。疗程一般1~2个月，至症状消失，脓肿腔及炎症消散，仅残留索条状阴影。对青霉素过敏者或对青霉素产生耐药性时，可改用克林霉素，剂量为每日0.6~1.8g，分2~3次静脉滴注，亦可用氯霉素每日1~2g，分2次静脉滴注，但前者可致假膜性肠炎，后者可引起骨髓造血系统抑制，应掌握适应证使用。头孢噻吩或头孢唑啉治疗亦有效，剂量为每日4~6g，静脉滴注。

金黄色葡萄球菌感染者，选用苯唑西林每日6~8g，哌拉西林每日10~20g，头孢美唑每日4~6g或泰宁（亚胺培南-西拉司丁）每日2~4g，均分次静脉滴注。

革兰阴性杆菌感染者，选用氨苄西林每日6~8g，舒他西林（氨苄西林-舒他克坦）每日6~8g，头孢哌酮6~8g，头孢噻肟钠6~8g或头孢他啶2~4g，均分次静脉滴注。也可选用氧氟沙星或环丙沙星等喹诺酮类药物。

铜绿假单胞菌感染者，可选用羧苄西林、哌拉西林、呋布西林、头孢哌酮、头孢他啶、泰宁、氧氟沙星、环丙沙星等药物。

厌氧菌感染者，可用大剂量青霉素治疗。也可选用甲硝唑每日1~1.5g，克林霉素每日0.6~1.8g，均分次静脉滴注。泰宁对革兰阳性和阴性厌氧菌均有很强的抗菌活性。

奴卡菌感染可用磺胺治疗。

军团菌所致肺脓肿，可用红霉素或利福平。

经治疗，凡对抗生素有效的患者，症状能迅速改善，3~7d内体温下降，7~14d内发热消失，痰恶臭在3~10d内消失。X线胸片的消退较缓慢，往往在第1周内浸润阴影有扩大，空洞体积增大，甚至可有新的空洞出现，一般2~3周后浸润病灶边缘清楚，此后逐渐变为薄壁囊肿或残存的索条。为防止复发，治疗时间较一般肺炎为长，且应根据治疗反应而定，用时至少4周，必要时用药可达2~3月。有残留病灶者，经随访观察能自行吸收、消失。

（二）引流排脓

这是缩短病程、提高治愈率的关键。如有条件应及早做床边纤维支气管镜，除用于诊断外，如有异物和分泌物可及时吸除，并直接将支气管舒张药与抗生素滴注到病灶部位。这是个重要的辅助治疗方法。必要时可每周进行1~2次。体位引流排脓极为重要，可按照脓肿的不同部位，采用相应体位，每次15～30min。如患者中毒症状严重或大咯血时，暂时不宜做脓腔引流。若发生张力性脓气胸，应及时进行肋间插管闭式引流。当病情危重、患者又不能接受支气管镜辅助治疗时，急性肺脓肿可用莫纳迪式经皮闭式插管空洞引流。

（三）病灶局部使用抗生素

这种疗法可提高药物在病灶局部的浓度，保持时间延长，甚至可控制耐药菌的生长，对脓腔还可起到冲洗作用。用冠状血管造影的标准导管经支气管镜，将导管尖端通过支气管腔进入脓肿，并在X线下证实导管已置于脓肿后滴入抗生素；也可用经鼻和支气管插入留置法，于气管内滴入抗生素。凡病程在6个月内，病变范围限于一个肺段，X线表现为实变或空洞形成者，可在全身应用抗生素的基础上应用该疗法，以达到治愈或为手术创造条件。凡病程过长、病变累及多个肺段、多发空洞形成，或伴厌氧菌感染、高热和脓毒血症者不宜采用气管内滴入疗法。

（四）对症支持疗法

加强一般支持疗法，如给以足够的热量，维持水、电解质和酸碱平衡，间断小量输血或血浆等。还应积极使用支气管舒张药和祛痰药，以利排痰。

（五）外科治疗

肺切除手术的适应证为：①经内科积极治疗3个月以上的慢性肺脓肿，病变无明显吸收，或反复发作者；②合并威胁生命的大咯血，或大咯血经保守治疗无效时，应及时手术以抢救生命；③支气管高度堵塞使感染难以控制，或经积极治疗8周，X线胸片仍显示巨大的脓肿，即空洞直径在6cm或以上；④伴有恶性肿瘤时，可考虑手术治疗。

第七节　肺炎

【概述】

肺炎是指肺实质的急性炎症。临床有多种分类方法，以前肺炎的分类按解剖分布和病理改变分为大叶性、小叶性和间质性肺炎。因为有助于指导治疗，目前更应重视病因学分类。根据感染的条件和致病菌种类的差异，尚可将肺炎区分为医院外获得性肺炎和医院内感染肺炎。

【病因】

肺炎的各种感染因子通过下列途径进入人体下呼吸道：①从空气中吸入带病原体的微粒；②吸入带病原体和口咽部分泌物或微生物颗粒；③血行播散；④邻近部位感染灶直接扩展。其中以前两种途径最常见。感染性肺炎最常见病原体为细菌，其次为病毒和支原体。细菌性肺炎中肺炎球菌肺炎最多见，占比80％以上，其他有金黄色葡萄球菌肺炎和革兰阴性杆菌肺炎、军团菌肺炎等。医院内感染肺炎多由革兰阴性杆菌引起，此类患者多系有慢性肺部疾病、肺水肿等，使肺清除能力降低，口咽部革兰阴性杆菌寄殖增多。使用激素或免疫抑制剂、呼吸道或其他部位的插管及侵入性操作都是使革兰阴性杆菌感染增多的原因。

【临床表现】

（一）肺炎球菌肺炎

典型临床症状为发病前可有数日上呼吸道感染的前驱症状，突发寒战，仅发作一次为其特征。体温于数h内升到39～40℃，呈稽留热型。咳嗽，初起咯黏液性痰，后转为脓性痰中带血或铁锈色痰。病变侵及胸膜时伴有呼吸性胸痛，部分患者出现恶心、呕吐、腹胀、腹泻等症状。下叶肺炎可因炎症波及横膈而产生上腹部疼痛。重症者可出现烦躁、谵妄、嗜睡，甚至昏迷。

体征：呼吸浅快，心率增速，可有微绀，口唇部常见疱疹。肺部病变处叩诊浊音，语颤增强。早期闻及支气管呼吸音，病变消散期可闻湿啰音。病变延及胸膜时，早期可闻胸膜摩擦音，胸腔积液增多时消失。

不典型临床表现：老年或衰弱患者不出现畏冷、寒战，体温轻微升高，仅表现为意识障碍、嗜睡、昏迷。伴慢性阻塞性肺病（COPD）的患者，可仅表现为体温稍高、痰量增多，很快出现呼吸衰竭。病情严重者可出现口唇发绀、四肢厥冷、血压下降等感染性休克表现，甚至可出现DIC现象，预后不良。并发症有胸膜炎、脓胸、心包炎、心肌炎、心内膜炎、胸膜炎、关节炎等。

（二）金黄色葡萄球菌肺炎

金黄色葡萄球菌肺炎感染来源有：①呼吸道吸入：最常见于患流感后，其他诱因有COPD、肿瘤阻塞支气管、免疫功能低下或中枢神经系统疾病等；②血源性播散：原发感染灶可为皮肤金黄色葡萄球菌感染，静脉通道、心内膜的赘生物，合成瓣膜等处的感染等。临床以呼吸道吸入方式多见。发病开始常为乏力、肌痛、发热、干咳等流感样症状，5~7d后症状好转，后突发多次寒战、高热、胸痛、咯脓痰或血痰甚至可咯血。重者可很快出现周围循环衰竭、意识模糊、昏迷，较少合并脓胸。年老或衰弱患者发病可以隐匿，可无前驱病毒感染的病程，临床症状不明显，仅表现为神志障碍。血源性播散的患者脓胸多见，有1/3患者合并胸腔积液。儿童患者多见张力性气囊肿，故常出现气胸。体征为肺部可闻一侧或两侧湿啰音，合并气胸时，患侧叩诊鼓音，呼吸音及语颤均匀减弱或消失。如合并胸腔积液则有相应的体征。并发症：胸膜炎、脓胸、气胸、转移性感染灶，如肝、肾、脾、脑、心内膜、心包、关节和软组织等处均可发生金黄色葡萄球菌感染。

（三）革兰阴性杆菌肺炎

由革兰阴性杆菌引起的肺炎，其发病机制、临床表现及肺部X线片均极相似，其确立诊断需依赖细菌学鉴别。

这类病原菌包括：①肠杆菌科中的大肠埃希菌、肺炎克雷白杆菌、肠杆菌属、变形杆菌属、黏质沙雷杆菌、哈弗尼亚杆菌属；②假单孢菌属中铜绿假单胞菌；③不动杆菌属；④嗜血杆菌属中嗜血流感杆菌。此类患者皆有较严重的基础疾病，如COPD、心力衰竭、糖尿病、肾病、肿瘤、血液病、免疫功能缺陷等。

其感染途径有三种：①经口咽部吸入原寄殖的病原菌，可引起原发性肺炎，亦可在原呼吸系疾病基础上引起继发性感染，后者表现为支气管肺炎；②由肺外感染灶血行传播至肺；③经污染的呼吸机、雾化器雾化吸入或经污染的器械直接接种。此种情况最常见于气管插管或气管切开引起的铜绿假单胞菌感染。临床发病急骤、寒战、高热，呈弛张热型，有时发热的高峰出现于上午。

咳嗽：克雷白杆菌感染之痰液黏稠，呈胶冻状、红砖色，铜绿假单胞菌感染之痰液为黄绿色，变形杆菌感染之痰液呈污浊之灰黄色，可痰中带血，伴胸膜感染时有胸痛。大肠埃希菌感染可伴有恶心、呕吐、腹痛、腹泻等症状。流感杆菌继发感染时发病可缓慢，重症时可引起感染性休克。体征：肺部有实变体征，可闻及一侧或两侧湿啰音；侵及胸膜时可闻胸膜摩擦音或有胸腔积液体征。其并发症有胸膜炎、脓胸、感染性休克、急性呼吸窘迫综合征等。

（四）支原体肺炎

起病缓慢，感乏力、头痛、畏冷，一般不发生寒战，体温可轻微上升，亦可高热。阵发性刺激性咳嗽，痰少，为黏液性或黏液脓性，有时痰中带血，病情一般较轻，胸部无明显体征或闻及散在湿啰音。少数患者有鼓膜炎或颈淋巴结肿大，部分患者皮肤有斑丘疹或红斑。其并发症有胸膜炎、脑膜炎，多发性神经根炎、鼓膜炎、关节炎、血小板减少性紫癜等。

（五）军团菌肺炎

起病缓慢，开始为低热，1～2d转为高热，可为弛张热型，亦可为稽留热型。多次寒战发作，胸痛、咳嗽，少量黏液痰，可痰中带血。除呼吸系统症状外，常伴有消化系统症状、中枢神经和精神症状，如恶心、呕吐、腹痛、水样腹泻、上消化道出血和意识模糊，定向障碍，癫痫发作等。体征：中毒症状明显，呼吸急速，相对缓慢，肺部有实变体征，可闻湿啰音和胸膜摩擦音，腹部可有压痛。其并发症有胸膜炎、急性肾衰竭、DIC等。

【辅助检查】

（一）血液学检查

细菌性肺炎血白细胞均明显增高，在（12～30）×10^9/L，金黄色葡萄球菌肺炎常显著增高，但亦有不增高者；革兰阴性杆菌肺炎的白细胞不如金黄色葡萄球菌肺炎增高显著；如白细胞减少常提示预后不良。支原体肺炎的白细胞多在10×10^9/L以下，但亦有30%患者超过此值。病毒性肺炎患者的白细胞计数在不合并细菌感染时均下降或减少。

（二）细菌学检查

细菌学检查结果对确定病原学诊断和指导临床治疗有极重要作用，因此，感染性肺炎患者均应尽可能寻求病原学诊断。最常采用的检查标本为呼吸道分泌物，但由于咯出的痰液常受口腔常存细菌的污染，所以采取一些其他方法来收集呼吸道分泌物，以提高检出率和准确率。方法包括经气管穿刺吸引、纤维支气管镜防污染标本刷、经皮肺穿刺、开胸肺活检等采样。但这些方法均系有创检查，会给患者带来一定痛苦，还具有一定危险性，故要严格掌握适应证，不能普遍施行。痰液培养是常规检查方法，为提高其检出率和准确率，现应用痰液清洗法和痰液雾化定量培养法，但因操作繁琐不能用于常规检查。痰涂片革兰染色法是一种快速的粗筛方法，能很快了解病原菌的情况，可对早期选用抗生素治疗提供有用的参考信息。血液、胸脑积液亦应送细菌学培养，但其阳性率较低。各种标本均应尽可能在应用抗生素前取样。

（三）血清学检查

1.直接免疫荧光抗体法（DFA）：可直接快速测定痰、胸液、尿液等标本。用于诊断军团菌肺炎，并有菌种的特异性，可以鉴别引起军团菌肺炎的不同军团菌。

2.间接免疫荧光抗体法（IFA）：诊断军团菌肺炎滴度＞1：128或恢复期增高4倍以上为阳性，敏感性近100%。发病后3周，2/3患者阳性，6周后全部阳性，但与支原体、衣原体和立克次体有部分交叉反应。

3.补体结合试验：用于诊断支原体感染。滴度＞1：64或恢复期增高4倍以上有诊断意义，敏感性80%～90%。发病后1周滴度开始上升，4～6个月维持高峰，后渐降，2～3年恢复原水平。

4.对流免疫电泳法（CIE）：可用于检查肺炎链球菌的荚膜抗体，并可用来鉴定分型，亦可用于测定军团菌肺炎患者的循环抗体。

5.冷凝集试验：用于诊断支原体感染，发病后1周开始阳性，但许多疾病如单核细胞增多症、风疹、流感、疟疾、白血病和梅毒等均可阳性，故特异性较差。

6.其他：乳胶凝集试验（LA）、放射免疫抗体测定（RIA）、酶联免疫吸附测定（ELISA）等方法均可用于诊断军团菌肺炎，但不如DFA法方便快速。

（四）胸部X线检查

肺炎链球菌肺炎的胸部X线典型表现为肺段大片致密阴影，但现已不多见，大多为一侧肺叶片状浸润病变，可同时伴有胸腔积液。金黄色葡萄球菌性肺炎如由呼吸道吸入感染者，可为一叶或多叶的片状浸润病变，迅速扩大融合，形成蜂窝状阴影或空腔。如为血源而来者则可见两肺结节状或片状阴影，可形成多发透亮区，X线可见气囊肿、脓胸或脓气胸。肺炎克雷白杆菌肺炎的X线所见为肺叶性或小叶性病变，多在下叶部位，亦可为多叶病变，可出现多发性肺脓肿。大肠埃希菌肺炎的X线表现与肺炎克雷白杆菌肺炎相似。铜绿假单胞菌肺炎初始为两侧或一侧支气管肺炎表现，病变进展可融合成大片阴影，甚而形成脓肿，发展成空腔。革兰阴性杆菌肺炎均可伴发脓胸，但很少形成脓气胸。军团菌肺炎初始为单叶片状浸润，继而扩展肺叶实变，并发展成为多叶病变，很少形成脓肿，可伴有胸腔积液；支原体肺炎开始为肺纹理增多，继而成为小片状病变，可为单叶亦可为多叶病变，以下叶多见，少数病例有少量胸液。

【诊断】

典型临床急性发病过程，伴呼吸道炎症症状和体征，结合血白细胞增高，X线胸片呈现浸润病变，急性感染性肺炎的诊断可以成立。如患者为健康中、青年，既往无慢性呼吸系统及其他系统基础病，咯出痰液呈铁锈色，则可考虑为肺炎球菌感染，可结合痰培养或血清学检查进一步证实诊断。如发病急骤，发展迅速，反复高热、寒战，咯多量黄脓痰或血痰，白细胞明显增高，核显著左移，X线胸片见浸润病变外还有气囊肿、脓胸、脓气胸表现，应考虑金黄色葡萄球菌肺炎的可能。如发病前有流感或麻疹患病史，或有皮肤疖肿，更支持此病的诊断，需做痰液、胸液、血液细菌培养确定诊断。革兰阴性杆菌肺炎均继发于慢性基础病、免疫功能低下、年老衰弱的患者，临床表现与X线检查无特征性，主要靠应用各种方法进行细菌学检查明确病因学诊断。军团菌肺炎除有急性呼吸道症状外，常有消化系统或神经、精神方面的症状，有时消化系统症状为其前驱症状，较为特殊。多种血清学检查可准确诊断此病。支原体肺炎症状一般较轻，多有阵发性刺激性干咳，体征较少，血清学检查可协助诊断。肺炎应与肺结核、肺脓肿、肺癌、支气管扩张症、肺梗死相鉴别。

【治疗】

（一）抗生素治疗

1.肺炎球菌肺炎：青霉素是治疗肺炎球菌肺感染的主要药物，多数菌株对青霉素高度敏感，剂量为80万U，肌内注射，每日2次，疗程7~14d。静脉用药时剂量为每日240万~480万U。对一般病例不需要更大剂量或更广谱抗生素。有明显并发症的患者青霉素的剂量可增加至每日1 200万~1 800万U。对青霉素过敏者，可使用第1代头孢菌素，如半衰期较长的头孢唑啉1.0g，每8h 1次。对头孢菌素类过敏者，可选择红霉素250mg，每6h 1次；或万古霉素0.5g，每12h 1次。

2.金黄色葡萄球菌肺炎：金黄色葡萄球菌对除万古霉素外的各种抗生素均易产生耐药性。因为金黄色葡萄球菌对青霉素G的耐药高达90%以上，故治疗通常首选对β内酰胺酶稳定的新型半合成青霉素或头孢菌素，如苯唑西林1~2g，每4h 1次，肌内注射或静脉滴注，或用氯唑西林。头孢菌素类可选用头孢噻吩0.5~2g，每4~6h 1次，肌内注射或静脉滴注，或用头孢唑啉治疗。因仍有部分金黄色葡萄球菌对青霉素G敏感，而且青霉素G对敏感菌株的抗菌活性较半合成青霉素及头孢菌素强，故有医生提出金黄色葡萄球菌感染诊断明确而尚未得到药敏结果之前，可选用青霉素G每日

600万~2 000万U，静脉滴注，若反应良好则维持该治疗。严重金黄色葡萄球菌感染应联合用药，一般二联即可，即在首选药（耐酶青霉素或第1代头孢菌素）基础上加用红霉素、阿米卡星、磷霉素或利福平等。在金黄色葡萄球菌与革兰阴性杆菌混合感染的严重病例，可选用或联用下列几类抗生素：①头孢噻肟、头孢曲松及头孢哌酮对金黄色葡萄球菌均有中等抗菌作用。而头孢他啶尽管对包括铜绿假单胞菌在内的绝大多数革兰阴性杆菌有强大的抗菌作用，但在第3代头孢菌素中，它对革兰阳性菌的作用最弱，不宜选用。②其他β内酰胺类。氨苄西林+青霉烷砜、阿莫西林+棒酸及替卡西林+棒酸对金黄色葡萄球菌均有一定抗菌作用，其中替卡西林+棒酸的作用较强。还可选用亚胺培南+二肽酶抑制剂治疗，该药为目前抗菌谱最广、作用最强的抗生素。但需注意该药对耐甲氧西林的金黄色葡萄球菌（MRSA）感染无效。MRSA感染以万古霉素为首选药物，成人剂量为每日2g，分2次静脉滴注。国产去甲万古霉素与万古霉素的抗菌活性及适应证相同，成人剂量为每日1.6g，分2次静脉滴注。③氟喹诺酮类。可选用环丙沙星、氧氟沙星、诺氟沙星及左氧氟沙星等。第4代头孢菌素头孢匹罗对绝大多数革兰阳性菌和革兰阴性菌具有活性，在第3和第4代头孢菌素中，头孢匹罗对革兰阳性细菌活性最强，特别对甲氧西林敏感的金黄色葡萄球菌和凝固酶阴性葡萄球菌的抗菌活性比头孢他啶和头孢噻肟强2~16倍。金黄色葡萄球菌肺炎治疗的疗程不一定，无并发症者，疗程至少10~14d；有空洞性病灶或脓胸者，疗程为4~6周；继发心内膜炎者疗程为6周或更长。

3.革兰阴性杆菌肺炎：克雷白杆菌肺炎主要使用头孢菌素及氨基糖苷类抗生素，两者体外具有协同作用，但应注意肾毒性，应密切监测。静脉注射不少于2周，如发生空洞或脓胸应延长用药达4~6周或更长。重症感染可选用第3代头孢菌素单药治疗，同时可避免肾毒性，如头孢噻肟、头孢哌酮。哌拉西林每日4~8g加氨基糖苷类抗生素，也具有良好抗菌活性。此外，尚应参考细菌药敏选择。抗假单孢性青霉素及氨基糖苷类抗生素对铜绿假单胞菌具抗菌活性。阿米卡星可以作为经验用药，尿酰类青霉素优于羟氨苄类青霉素。头孢他啶可以单药治疗或与氨基糖苷类合用。氟喹诺酮类抗菌药物环丙沙星对假单胞杆菌有良好的疗效。碳青霉烯第1代亚胺培南和第2代美罗培南具有超广谱的抗菌活性，覆盖了多数临床常见的需氧菌和厌氧菌，是治疗严重感染的第一线经验性治疗药物，特别是致病菌不明或怀疑耐药菌株时。美罗培南抗革兰阴性需氧菌和厌氧菌的效力是亚胺培南的2~6倍，亚胺培南抗革兰阳性菌，特别是金黄色葡萄球菌和肠球菌的效力是美罗培南的2～4倍。亚胺培南治疗严重感染的初始剂量为0.5g，每6～8h 1次（每日1.5～2g），未知病原菌及危及生命的极重度感染剂量加倍，但每日不能＞4g。美罗培南治疗严重感染的剂量为每次1g，每8h 1次。

4.肺炎支原体肺炎：红霉素及四环素是治疗肺炎支原体感染的有效药物。成人患者一般予红霉素口服，每次0.5g，每8h 1次，或予服四环素每次0.25g，每6h 1个次，10～14d为1个疗程，严重病例可加大药物剂量，延长疗程至21d。有时也可予红霉素静脉滴注。8岁以下儿童患者主要用红霉素治疗，剂量每日30～50mg/kg，分3次口服，疗程10～14d。一般治疗效果良好，偶有复发者，再用上药治疗仍有效。新的大环内酯类抗生素如克拉霉素、阿奇霉素等具有组织浓度高、半衰期长、抗菌作用更强、胃肠道反应小等优点，口服，每日2次，即可收到满意效果。有些病例疑为肺炎支原体肺炎，而又难与军团菌肺炎或肺炎链球菌肺炎鉴别时，应首选红霉素治疗。

5.军团菌肺炎：军团菌肺炎的治疗首选药物为红霉素0.5～1g，口服或静脉注射，每6～8h 1次。其他可供替换药物有利福平、四环素、米诺环素及环丙沙星，后者在体外对军团菌有良好抗菌活性。近年来应用另一些新的大环内酯类抗生素，克拉霉素对军团菌肺炎有良好的疗效，且不良反应远较红霉素为轻，可供临床使用。抗生素治疗在开始5～7d取静脉途径，疗程7～14d，免疫功能低下者抗生素应用不少于3周，肺脓肿患者的治疗可达3～4周。

（二）支持和对症治疗

1.补充液体以维持患者体液、电解质和酸碱平衡。并注意营养补充，有利于患者的恢复。

2.吸氧，纠正低氧血症。

3.对并发脓胸者及时进行胸腔穿刺排脓。

4.出现心功能不全时应及时纠正，并注意控制输液速度，限制液量过多进入。

5.并发感染性休克应紧急抢救，积极治疗。

第八节　肺气肿

【概述】

终末细支气管远端的气腔（包括呼吸细支气管、肺泡管、肺泡囊和肺泡）的持久性扩大和肺泡壁的破坏称肺气肿（emphysema）。常见的临床类型有：老年性肺气肿、代偿性肺气肿、间质性肺气肿、间隔旁侧性肺气肿、灶性肺气肿、大疱性肺气肿和慢性阻塞性肺气肿。其中，慢性阻塞性肺气肿为最常见。

引起肺气肿的因素很多。长期吸烟、长期吸入环境中存在的有害物质和粉尘、反复呼吸道感染等是肺气肿发生的重要原因。国内以慢性支气管炎为基础发展为慢性阻塞性肺气肿最为常见，而由于遗传因素如先天性抗胰蛋白酶缺乏所致的原发性肺气肿则不如国外多见。各种慢性刺激因子引起细支气管黏膜肿胀、管壁肥厚、分泌物增多和黏稠造成气道的不完全性阻塞出现活瓣现象，空气积潴于肺泡内，引起肺泡内压力过高、过度膨胀、压迫肺泡间隔，加以局部炎症的直接侵蚀，使肺泡血供减少、肺泡壁破坏、弹性减弱融合成肺大疱，受损范围日渐扩大而形成肺气肿。"蛋白酶溶解学说"则认为炎症和长期吸入有害物质（如吸烟）的影响，导致中性粒细胞和巨噬细胞分泌的弹性蛋白酶活性超过 α -抗胰蛋白酶活性，肺组织弹性硬蛋白被降解，肺组织消融，肺泡间隔破坏，气腔持久扩大而形成肺气肿。肺气肿患者因肺泡膨胀破裂等病变致受压和损坏而毛细血管床和弥散面积减少影响气体交换，通气/血流比例失常，形成动、静脉分流等而导致低氧血症、CO_2 潴留、酸碱失衡、肺动脉高压、右心室肥大而形成肺心病。

近年来认为，呼吸肌特别是膈肌疲劳在阻塞性肺气肿引起呼吸衰竭有重要意义。阻塞性肺气肿患者膈面平坦、膈肌长度缩短、收缩力减弱，其收缩引起的跨膈压降低，同时由于气道阻力大，呼吸功加大，耗氧量增加而缺氧。心衰、营养不良等均造成其能量供应下降，乳酸酸中毒等均可使膈肌肌原纤维的兴奋收缩偶联发生障碍而膈肌疲劳，造成肺泡通气量减少而引起呼吸衰竭。

肺气肿临床症状常与原发病有关。如慢性支气管炎引起者则多年有咳嗽、咯痰。支气管哮喘引起者则有多年反复发作的哮喘。当肺气肿发生和发展到一定程度时，则呈现呼吸功能不全症状。最初仅劳动时呼吸困难，以后逐渐明显，以致轻度活动甚至休息时亦出现呼吸困难。肺功能以肺容量的增大和通气功能损害为主要诊断指标。残气量/肺总（RV/TLC）大于40%，TLC占预计值大于100%，1秒用力呼气量/肺活量（FEV 1/VC）小于60%或最大通气量（MVV）占预计值小于80%。肺功能可在支气管舒张试验后进行测定较为可靠。诊断根据病史、体征、X线检查与肺功能测定综合判断。

【治疗】

预防和及时治疗引起肺气肿的疾病为预防本病的重要方法。对于肺气肿的治疗，除原发病治疗外，通过呼吸操锻炼、膈肌起搏治疗、家庭氧疗、营养治疗、针对呼吸肌的特殊治疗等以达到缓解或停止肺气肿的发展，改善呼吸功能，提高生活质量的目的。

（一）预防治疗

提倡不吸烟或吸烟者戒烟，防止对呼吸道的理化刺激十分重要。预防感冒，防止患者交叉感染，注意保暖及室内通风。对经常患呼吸道感染者，可注射气管炎菌苗以提高免疫力，或在每年夏、秋季注射核酪，每次 $2 \sim 4mL$，每周2次，连用 $2 \sim 3$ 个月，以减少冬、春季上呼吸道炎和支气管炎好发季节发生感染。

（二）控制呼吸道感染和保持呼吸道通畅

肺气肿患者病情加剧常与呼吸道感染有关，尤其冬春季气候变化时更易发生，并可导致病情的进一步加重，应早期积极控制呼吸道感染。轻、中度感染可用复方磺胺甲基异噁唑、多西环素、麦迪霉素或氨苄西林口服，感染较重时可先用较大剂量青霉素G静脉滴注或同时联用庆大霉素肌注，再根据痰细菌培养和药敏结果选用或调整有效抗生素。支气管扩张剂可用氨茶碱口服，沙丁胺醇或其他 β_2 受体兴奋剂口服或雾化吸入，或吸入抗胆碱能药物如异丙托溴铵（Ipratropine）。或用祛痰剂及超声雾化吸入排痰，保持呼吸道通畅与湿化。对呼吸困难的低氧血症者可低流量给氧。

（三）呼吸操锻炼

呼吸操锻炼可改善包括肺气肿在内的慢性阻塞性肺病的气促症状和呼吸功能，长期锻炼可达到改善膈肌功能，减少呼吸频率，降低呼吸功能和改善症状的目的。呼吸操包括三部分。

1.缩唇呼吸：患者先闭嘴用鼻缓慢吸气数秒钟，然后将嘴唇缩拢如吹口哨样缓慢持续呼气 $4 \sim 6$ 秒钟，同时收缩腹部。本呼吸操可使活动期间和活动后的呼吸加快及气促症状明显改善，同时增加患者的潮气量（VT），动脉血氧分压（PaO_2）和氧饱和度（SaO_2），减少每分通气量（VE）和呼吸频率（RR）及动脉血 CO_2 分压（$PaCO_2$）。其机理与增加气道呼气压力避免呼气时气道闭陷有关。

2.膈肌呼吸：仰卧位，全身放松，一手放于腹部，一手放于胸部，呼吸动作要缓慢、深长，吸气时用鼻吸入，尽力将腹部挺出；呼气时缩唇似吹口哨样缓慢呼气，呼气时尽力收缩腹部，掌握仰卧位操作后，可坐位或站立前倾位继续练习。每天2～3次，每次半h，经6～8周练习后可提高膈肌活动度、VT、VC及SaO_2，减少RR、$PaCO_2$。其机制与改善膈肌机械性能、增加通气频率和改善吸入气体分布有关。对有可逆性气道痉挛患者，在进行本操前使用气管扩张剂可获更佳疗效。我国传统的太极拳亦有锻炼腹式呼吸和松弛躯体肌肉神经的作用，持之以恒练习亦有康复作用。

（四）长期家庭氧疗

长期家庭氧疗是紫肿型慢性支气管炎和肺气肿患者延长寿命的方法。对于有气道阻塞、慢性低氧血症（经30 d适当治疗后PaO_2仍＜7.333 kPa）、有CO_2潴留和轻度肺动脉高压、肺心病、右心衰竭者，每天氧疗12～15 h，或安静时PaO_2及SaO_2正常而活动时分别≤7.333 kPa（55 mmHg）和≤88％者，活动时给予氧疗，可明显延长寿命。对于有明显CO_2潴留和继发性血细胞增多症的患者效果最好。常用的方法是使用单侧或双侧鼻导管吸入低流量（1～2 L/min）的纯氧至少使PaO_2在8 kPa（60 mmHg）和$SaO_2$90％。活动及睡眠时可增加1 L/min以保证PaO_2及SaO_2在上述水平。须注意氧疗中因通气过低引起CO_2潴留，如有轻度CO_2潴留但无酸血症，pH正常仍可耐受。供氧方式可用氧气筒或氧浓缩器，最值得推荐的为氧浓缩器，其可以提供浓度为93％～95％的氧，较适合家庭氧疗。

（五）营养治疗

慢性阻塞性肺病（COPD）包括肺气肿患者由于进食少、分解代谢高和胃肠功能紊乱等原因常发生营养不良。其突出表现为消瘦和体重下降，伴有免疫机能低下，呼吸肌尤其是膈肌厚度、肌力和耐力降低，因而易发生通气功能障碍进而发生呼吸衰竭和肺部感染。临床表现除体重低于标准的10％以上外，淋巴细胞数量、肌肉厚度、人血清白蛋白、转铁蛋白和铁含量降低，最大呼气压（PEmax）、最大吸气压（PImax）、MVV、VC及TLC均下降，而患者由于做功增加，其氧耗量为预计值的120％～140％。研究表明：经16～21 d适当营养补充治疗，除体重增加、健康状态改善、呼吸困难减轻外，PImax、PEmax、三头肌皮肤皱褶、呼吸肌肌力和握力等指标均增加，而且淋巴细胞数和皮肤抗原试验的反应增强，故补充营养对治疗有重要作用。

补充方法是：

1.适当补充：总热量为每日125.52～146.44 kJ/kg（30～35 kcal），其中碳水化合物占比50％，脂肪占比20％～30％，蛋白质至少每日1 g/kg。同时适当补充磷、钾、镁及维生素。

2.尽量采用胃肠道给予：此措施符合生理要求，并减少胃肠道出血，以少食多餐为宜。亦可胃肠外补充。

（六）针对呼吸肌的特殊治疗

由于呼吸肌的功能异常是肺气肿发展和加重的一个重要原因，近年来，随着对呼吸肌疲劳研究的发展，呼吸肌疲劳的治疗引起重视。其中较为有效的方法有：体外膈肌起搏（EDP）治疗、呼吸肌的休息（RMR）治疗和呼吸肌的药物强化治疗。

1.EDP治疗：EDP是根据肺气肿患者膈肌病理生理情况而设计的。EDP1个疗程（共20d，每天1h）能明显改善患者的VT、MVV、FEVl/FVC％、RV/TLC％等指标，疗程后1个月其病理生理指标较EDP前明显改善。任何程度的肺气肿患者均适合EDP治疗。

2.RMR治疗：呼吸肌休息对呼吸肌疲劳的恢复有益。RMR治疗包括减轻通气肌能量消耗的治疗，如药物治疗（支气管扩张剂）、呼吸道治疗祛痰和体位引流和体外辅助治疗。体外辅助呼吸治疗方式有两种：即负压通气（肺泡压低于大气压）和正压通气（肺泡压高于大气压）。前者从早期使用的"铁肺"发展到今天的肺外型呼吸器，其原理是通过一密封箱内的周期性压力变化，当压力低于大气压时，胸廓扩张，肺泡压低于大气压。而呼气反之，肺被动回缩或箱内加压产生呼气。该呼吸器使呼吸肌活动明显减少而处于休息状态。而正压通气使用胸内型呼吸器，分控制通气和辅助通气，后者触发同步时，吸气达一定负压，呼吸器才能送气，吸气肌负担呼吸能量的33％～50％；而控制通气则无需用力呼吸。据报道，使用辅助呼吸治疗（每周8h，3个月为1个疗程），患者FEV1、VC、MVV、PImax、PEmax、$PaCO_2$均明显改善，认为该治疗有助于改善呼吸肌强度和耐力。值得推荐的是近年应用的经鼻正压通气行RMR治疗，该方法易于管理，也可家庭应用。每天通气4h左右，持续1～3个月，多数可使临床症状、$PaCO_2$，PaO_2、SaO_2明显改善。

3.呼吸肌的药物治疗：临床上可增强呼吸肌力量和耐力的常用药物有以下几种。

（1）增强肌肉收缩的药物，如茶碱、地高辛等在治疗剂量即能有效地增加膈肌收缩力。

（2）增加膈肌血供改善收缩力的药物，如多巴胺等。

（3）呼吸兴奋剂，可兴奋呼吸中枢和外周化学感受器，改善症状及通气指标。

此外，尚有咖啡因、β受体兴奋剂、磷酸二酯酶抑制剂等在实验条件下增加膈肌肌力。目前对该类药物的认识尚未全面，临床应用尚需权衡得失，需做更深入的研究。

（七）肺移植术

近年来，随着移植技术的进步，肺移植术亦逐步应用于晚期肺气肿的治疗，做单肺移植、双肺移植或心肺联合移植。适应证为运动耐量明显降低、预计生存期较短（不超过18个月）、依赖氧的患者、有重度的肺功能和动脉血气异常者。

（八）抗蛋白酶治疗

基于蛋白溶解的病因学说，国外近年来开展有关的酶学治疗研究，但目前尚未有成熟的药物投入临床使用。主要的研究方面有：①α-蛋白酶抑制剂的替代药物研究；②减少弹性蛋白酶在肺的负荷的药物研究；③合成胰蛋白酶抑制剂的研究。这些研究中的药物将为肺气肿的防治带来希望。

第九节　急性（成人）呼吸窘迫综合征

【概述】

急性（成人）呼吸窘迫综合征（acute respiratory distress syndrome，ARDS）亦称急性肺损伤（acute lung injury，ALI），是指在创伤、烧伤、休克和感染等严重疾病中继发的一种以进行性呼吸困难和难以纠正的低氧血症为特征的急性呼吸衰竭。尽管其病因不同，但肺脏组织与功能上的改变和临床表现大致相同。其病理变化主要包括肺间质及肺泡水肿、出血、灶性肺不张、肺泡和细支气管内形成透明膜以及肺毛细管内血栓形成等。这些变化中最基本的改变是毛细血管内皮细胞通透性增加，最终导致肺水肿和继发性多种病理解剖和病理生理改变。

典型病程分4期：1期为损伤期；2期为相对稳定期；3期为呼吸衰竭期；4期为终末期。

1988年，我国修订的ARDS诊断标准（草案）：

（1）具有可引起ARDS的原发病包括：①肺部疾病，如误吸、重症肺部感染（包括流感病毒肺孢子虫病等）、肺外伤、肺栓塞（脂肪、羊水）和毒害气体吸入（光气、烟雾）等；②肺外疾病，如创伤、败血症、各种原因的休克、体外循环大量输库存血、急性胰腺炎、弥散性血管内凝血、长期高浓度（＞70％）吸氧等。

（2）呼吸系统症状：呼吸频数（＞28次/min）和（或）呼吸窘迫。

（3）血气分析异常：出现低氧血症，在海平面呼吸空气时，$PaO_2 < 8\,kPa$（60 mmHg），$PaO_2/FiO_2 < 40\,kPa$（300 mmHg）。

（4）排除慢性肺疾病和左心衰竭。

（5）胸部X线征象：包括肺纹理增多、边缘模糊、斑片状阴影或大片阴影等肺间质或肺泡病变。

凡具备以上5项或前4项者可诊断为ARDS。

1992年，美、欧ARDS统一会议推荐ALT诊断标准：①急性起病；②$PaO_2/FiO_2 \leqslant 40\,kPa$（不论PEEP水平）；③胸片示两肺浸润影；④肺动脉楔压≤2.4 kPa或无左心房高压的临床证据。ARDS诊断标准除$PaO_2/FiO_2 \leqslant 26.7\,kPa$外，其余与ALI同。

ARDS预后决定于许多因素，包括急性肺损伤的严重程度，临床病况和有无肺外器官衰竭等，因而近年提出ARDS扩展定义。

综合扩展定义三个部分评定ARDS有助于估计ARDS的危急情况及预后，且包含一定定量意义在内。

ARDS的临床表现主要是呼吸窘迫和进行性难以纠正的低氧血症。败血症及吸入胃内容为主要病因。强调早期诊断，上述症状的出现恐已非早期。晚期病例病死率50％以上，多死于多器官衰竭（multiple organ failure，MOF）。并发心衰发生率为10％~23％；肾衰40％~55％；肝功能衰竭12％~95％；胃肠功能衰竭7％~30％；血液学衰竭10~26％。

【治疗】

（一）积极控制感染

脓毒血症是ARDS高危因素，也是致死病因之一。尽早确定病原体，选择有效抗生素，血、尿、痰及体腔液等细菌学检查甚为重要。肺部病变者需纤维支气管镜检查取标本送检和清除阻塞气道之分泌物。预防医院感染不可忽视，如严格洗手，戴手套；撤除不必要的血管内插管和尿管。预防皮肤溃疡，寻找并处理外科感染等。

（二）糖皮质激素的使用

使用糖皮质激素治疗ARDS一直存在不同的看法。糖皮质激素可抑制：①补体诱发中性粒细胞集聚，②补体激活，③巨噬细胞产生肿瘤坏死因子（tumor necrosis factor，

TNF），④中性粒细胞释放花生四烯酸代谢产物。以上均为诱发脓毒血症及ARDS的机理。动物试验在给羊注入内毒素前或注入后短时间内给methylprednisolone 30 mg/kg，早剂量结果未见肺动脉高压；而肺淋巴流量接近正常也反映血管渗透性增加明显减弱。此外，糖皮质激素尚可保护微血栓引起的肺损伤。但是一旦渗透性缺陷形成或发展，则糖皮质激素治疗无效。

20世纪70年代的报告糖皮质激素治疗组病死率约为10.4%～14%，低于安慰剂组38.4%～42.5%。20世纪80年代以来结论相反，两组存活率及病死率等均无差异。将近20年来，多个前瞻性和回顾性临床研究的结果认为糖皮质激素不能预防脓毒血症患者ARDS的发生，亦不能加速其好转、降低病死率或改善呼吸功能。已确诊ARDS的患者糖皮质激素不能改变其后果，且对血肌酐升高的患者更为有害，并有增加感染的机会。因此，脓毒血症或ARDS患者不宜使用糖皮质激素，除非患者肾上腺功能不全或某种特殊问题需要糖皮质激素治疗者。

但仍有学者针对ARDS早期有渗透性增加等的病理生理学特点或其他不同病因（如脂肪栓塞等）等，主张早期短程治疗（methylprednisolone 80 mg，静脉滴注不超过3 d）。贵在把握"早期"，因为渗透性损害一经形成，糖皮质激素治疗无效。

（三）液体疗法

急性肺损伤液体疗法非常重要，有两点需加注意。①补液过量：肺水肿加重，氧合恶化，加重肺水肿和呼吸衰竭的严重程度；②补液不足：心排血量减低，减少输送至生命器官如肾、肝和脑的氧量，增加了全身衰竭的危险性。应用血管收缩剂或血管扩张药的重要性在于它们可通过血管收缩、改善前后负荷等获取最适宜的心排血量。

1.危重的患者常需根据中心静脉压、肺动脉压、肺嵌入压、心排血量和尿量补充液体。必要时需放置Swan-Ganz导管监测。

2.ARDS早期血浆蛋白无明显减少时，应以补充晶体为主。早期血管壁通透性增加，如补充胶原蛋白，则可渗透到血管外间质或肺泡内，使肺间质液的回收更为困难。而在ARDS后期，为提高胶体渗透压，可多补充胶体液。

3.血红蛋白低于100 g/L、有凝血障碍时可输新鲜血。输血应注意其增加血液黏稠度和扩张血管内容量的效应。一般来说，血细胞比容少于30%输注血细胞作为容量补充是合理的，但应保持血细胞比容低于40%。

4.总蛋白＜30g/L或已输10个单位血之后，可输新鲜冷冻血浆。

5.影响心肌收缩力药物的最明确指征是心室功能失常时用以增加心排血量或抵消PEEP所致的心排血量减低。血管内容量充足情况下，影响心肌收缩力的药物是治疗低心排、周围氧转运不足及肾衰的最佳选择。此类药物包括异丙肾上腺素、多巴胺及多巴酚丁胺。

多巴胺和多巴酚丁胺被证实在急性肺损伤中有支持血流动力学的价值。

多巴胺可改善肾功能，于低剂量时可增加肾血流量，改善肾功能，也可逆转PEEP对肾功能的不良影响。其增加尿流量和钠分泌优于多巴酚丁胺。然而与多巴酚丁胺不同，多巴胺可增加肺嵌入压（PAWP），可能是由于其周围血管收缩效应之故。在相同心排血量情况下，多巴酚丁胺较多巴酚有明显降低PAWP作用，故在急性肺损伤时，尽管多巴酚可增加肾血流，也宁选多巴酚丁胺的正性肌力作用。

表1-1　肺损伤评分（4种成分组成）

评分方法	分数
1.胸部X线评分	
肺泡无实变	0
肺泡实变（1个象限）	1
肺泡实变（2个象限）	2
肺泡实变（3个象限）	3
肺泡实变（4个象限）	4
2.低氧血症评分	
$PaO_2 / FiO_2 \geq 300$	0
PaO_2 / FiO_2 225～299	1
PaO_2 / FiO_2 175～224	2
PaO_2 / FiO_2 100～174	3
$PaO_2 / FiO_2 < 100$	4

3.肺顺应性评分（机械通气时）mL / cmH$_2$O	
≥80	0
60～79	1
40～59	2
20～39	3
≤19	4
4.PEEP评分（机械通气时）cm H$_2$O	
≤5	0
6～8	1
9～11	2
12～14	3
≥15	4
最后评分等于总分数/组成成分数	
评分	
无损伤	0
轻～中度损伤	0.1～2.5
重度损伤（ARDS）	＞2.5

异丙肾上腺素用于急性肺损伤伴有肺血管阻力增高的患者，虽可降低肺动脉压，但因其降低血压及干扰右心室冠脉的灌注，故最好不用。

危重患者Swan-Ganz导管监测下，PAWP＜2kPa（15mmHg），如果心排血量下降，表明需要增加液体。PAWP＞2.4kPa（18mmHg），同时心排血量低下，表明有心力衰竭，需要灌注影响心脏收缩力的药物，如多巴胺每分钟5μg/kg或多巴酚丁胺每分钟5μg/kg静脉滴注。如果未同时纠正血管内容量不足，不应使用血管加压药提高血压。

6.血管扩张剂：体循环血管阻力增高时血管扩张剂可增加心排血量，降低PAWP，也可松弛肺血管降低肺血管阻力。但其潜在害处为增加肺内分流和使血压降低导致左右心室冠脉灌注压降低。血管扩张剂包括硝普钠、硝酸甘油、肼苯哒嗪和前列腺素E1。

硝普钠可降低肺血管阻力、PAWP和增加心排血量，但由于增加分流明显，并使PaO_2下降，故不能预计氧转运。剂量从10μg/min静脉滴注，以后增加5μg/min，直至达到预期效果或出现低血压。最大剂量为500μg/min。

硝酸甘油的剂量，从10μg/min静脉滴注开始，以后增加5μg/min，最大剂量100μg/min。和硝普钠相比，它对静脉的作用比对动脉的作用强。血流动力学证明它增加冠状动脉血流量，而硝普钠趋向于减少冠状动脉血流量。

肼苯哒嗪增加心排，不增加分流，优于硝普钠。剂量25～150mg，每日2次。剂量＞400mg/d可能引起红斑性狼疮。

PGE，低浓度（每分钟0.025mg/kg）静脉滴注可使肺血管阻力下降，改善心脏功能及组织供氧。但也有报告PGE用于治疗继发于ARDS的肺动脉高压患者，可同时降低体、肺循环阻力及肺动脉压，也使换气功能恶化、PaO_2下降。故其治疗价值尚待评价。

（四）改善通气及组织氧合

1.PEEP（positive end expiratory pressure，呼气末正压）通气：ARDS时难以纠正的进行性低氧血症，肺的通气功能、换气功能严重障碍，组织缺氧。脓毒血症或败血症休克患者，若以每分钟氧流量5L鼻导管吸氧，SaO_2仍＜90％，PaO_2＜7.5kPa（60mmHg），或呼吸浅速有窘迫趋势时，此时再增加氧流量患者就难以耐受，应迅即改用面罩吸氧或直接进入高频通气，2～3h内上述情况无改善或不稳定应毫不迟疑地气管插管（经鼻或经口）PEEP通气治疗。如已诊断ARDS，应不失时机用PEEP通气治疗，早期治疗与晚期治疗两种治疗的存活率截然不同。

PEEP可使萎陷肺泡复张，功能残气量增加，肺顺应性改善，肺内分流减少，V/Q改善，PaO_2升高。然而肺过度膨胀会导致肺顺应性降低，$PaCO_2$升高，VD/VT增加，V/Q比率失调。PEEP时，心血管功能会受影响，随PEEP水平升高，平均胸膜腔内压增加，静脉回流及心排血量减低，同时PEEP也能增加肺血管阻力和限制左心室的扩张性能。并可引起气压伤。因此当使用PEEP时，必须权衡利弊。

PEEP治疗目的在于：①重建FRC；②以最低的FiO_2能维持可接受的PaO_2水平；③在较少影响心血管功能情况下达到上述目的。Nelson和Carroll提出的"最低限度PEEP"是符合临床实际的。FiO_2降低至0.5以下，能维持PaO_2在7.5kPa（60mmHg）以上，同时增加的PEEP又能使QS/QT少于15%。此时的PEEP值称为最低限度PEEP。最低限度PEEP不产生气压伤，不影响血流动力学。应每天调节，从小量0.294～0.490kPa（3～5cm H_2O）递增，达最适宜的PEEP水平，维持潮气量、频率、峰流，吸气时间和FiO_2稳定。使用PEEP应观察PaO_2，静态肺顺应性，脉搏、血压、尿量及周围灌注。如果PEEP>0.981～1.471kPa（10～15cm H_2O）时，则需肺动脉插管进行血流动力学监测，当然最好能监测SvO_2或PvO_2和DO_2以了解组织氧合情况。一旦合适PEEP水平确定，FiO_2降低至PaO_2可接受水平7.333～8.666kPa（55～65mmHg）。

2.压力控制反比通气（pressure controlled inverse ventilation，PCIRV）：如用于参数：①FiO_2>0.6，②PEEP>0.981kPa（10cmH_2O），③PIP>4.903kPa（50cmH_2O）；做机械通气仍达不到足够的肺泡通气及改善氧合时可试用PCIRv。PCIRv起始参数为：①采用PCV模式；②吸气压力可取习惯通气PIP的1/2；③呼吸频率15～20/min；④I/E为1/1；⑤$FiO_2$1.0；⑥PEEP取当时通气的1/2。需预先使用镇静剂或肌松剂阻断自主呼吸，否则患者因吸气时间长与自然呼吸不同，不舒适而难以配合。PCIRV开始后20～30min测血气分析，并结合临床反应，肺泡气体交换及血流动力学状态调整参数。I/E为1/1和1.7/1血流动力学尚能负荷，I/E为2/1时Paw升高并损及全身氧输送。增至4/1时则影响心排血量，与高水平PEEP相同。鉴于此，如I/E为1/1不能使SaO_2≥90%，则改I/E为2/1，如SaO_2仍不能>90%则提高PEEP水平或改回习惯机械通气方式。IRV延长正压吸气时间，使僵硬的肺泡开放；另外，升高气道平均压（MPA）以稳定肺泡，改善氧合作用。但是，由于MPA的增加而引起心排血指数及氧输送降低。这种模式的临床经验还不多，有待进一步研究。

3. 体外膜氧合器（extracorporeal membrane oxygenation，ECMO）：ECMO 是利用体外人工膜肺代替生物肺进行换气功能，使生物肺休息，此外并提供血流动力学支持，使可逆性病肺得以痊愈。近期经技术与方法改进，提出低频正压通气与体外 CO_2 排除（LFPPV-ECCO$_2$R），并改用 V-V（静脉—静脉）旁路方法，将摄取氧和排出 CO_2 分离。泵血通过膜肺，调节血流量及气流量，排出 CO_2。摄氧量仅 20%~30% 通过膜肺提供，其余通过无呼吸之肺供给，即在抑制呼吸的情况下，氧通过气管插管输入，频率 3~5/min。国外 1988 年 7 个中心 115 例 ARDS 患者应用 LFPPV-ECCO$_2$R 治疗，存活率 49.6%；90 年代以来报告存活率也在 50% 左右。LFPPV-ECCO$_2$R 可避免肺损伤，为病肺康复提供较好的环境。但出血是其并发症，且治疗费用昂贵，需要在一定规模和条件的医院使用。近几年来又发展至血管内氧合装置（IVOX），它是一种微型化中空纤维膜氧合器，通过股静脉或右侧颈内静脉置入腔静脉内，氧自中空纤维弥散入血而 CO_2 自血弥散出。至 1992 年，共有 56 例 ARDS 患者应用 IVOX 治疗，86% 证实有效，未发现有任何危险性及损伤。危重、但可逆性急性呼衰是 IVOX 的适应症。慢性病终末期，中枢神经系统严重损伤，活动性出血，机械通气时间超过 10d 等为禁忌证。体外膜肺等治疗前景令人鼓舞，但尚需更多的病例总结及时间检验。

4. 超高频通气（ultrahigh frequency ventilation，UHFV）：1993 年美国 Gluck 等报道 90 例重度 ARDS 患者 UHFV 与习用机械通气治疗比较，显示气体交换改善，气道峰压和平均压降低，血流动力学无恶化。

机械通气支持分全通气支持及部分通气支持。ARDS 急性期建议使用全通气支持；而恢复期采用部分通气支持。目前呼吸机功能日臻完善，新型模式先后出现，有多种选择可供使用。但必须注意 ARDS 患者的病死率主要是由于无法控制的感染和多器官衰竭，而非原发性呼吸衰竭，因而组织、器官的氧供更为重要，如氧供改善可减少 MOF 的发生。

（五）一氧化氮（NO）吸入治疗

NO 一向被认为是有害气体之一。近年来由于内皮素、内皮细胞舒张因子（EDRF）领域研究的进展，证实 NO 即为 EDRF。目前 NO 吸入疗法已在临床应用。①NO 具有选择性肺血管舒张作用，由于 NO 迅速与 Hb 结合而失活，因此吸入 NO 仅有局部效应，而对全身动脉血压无影响；②只对通气肺区的血管有扩张作用，对通气不良而有血流灌注的肺血管无扩张作用，故可改善 V/Q 比率。除具上述作用外，尚有抑制血小板聚集、黏附作用及延缓有丝分裂期的发生。Rossaint等用NO吸入治疗10例严重ARDS患者，结果全部患者肺动脉及肺血管阻力明显降低，动脉氧合改善，PaO_2/FiO_2增加，V/Q比率改善，QS/QT减少，血压和心排血量无改变。而静脉滴注前列腺素的9例患者，肺动脉压降低，但肺内分流增加，PaO_2/FiO_2减少，血压下降。同时，观察到长程（3~53d）NO吸入治疗期间，可降低肺动脉压，增加PaO_2/FiO_2吸入NO选择性降低肺动脉压。改善低氧血症被认为是一个有希望的疗法，代表ARDS治疗上的重要进展。

当然，在Rossaint等报道10例中有7例同时使用了ECMO，不能排除长期疗效有若干来自ECMO的可能。而且，NO有直接和间接的不良反应如损伤肺组织，引起肺水肿及正铁血红蛋白血症等。因而，NO对ARDS的临床应用尚需进一步验证。

（刘建玲　刘洋）

第二章 循环系统疾病

第一节 急性心力衰竭

【概述】

急性心力衰竭是指心脏在短时间内心肌收缩和（或）舒张功能迅速减退，或因心室负荷突然增加而导致心排血量急剧下降的综合征。以急性左心衰竭最为常见，严重者表现为急性肺水肿，可发生心源性休克和心跳骤停。急性右心衰竭较少见，多由急性大块肺梗死或急性右心室心肌梗死所致，本节不作介绍。

【病因】

本症的病因多为急性弥漫性心肌损害（如急性心肌炎、广泛性心肌梗死等）；左心室前或后负荷突然增加（如短时间内大量输液、高血压危象、急性瓣膜损害等）；急性机械性阻塞（如严重的瓣膜狭窄、心室流出道梗阻、心房黏液瘤嵌顿等）；急起的心室舒张受限制（如急性大量心包积液或积血等）；严重心律失常（如室速、室颤或严重心动过缓）等。劳累、感染、激动、快速心律失常常为其诱因。

【临床表现】

根据心脏排血功能减退的程度、速度和持续时间的不同，以及代偿功能的差别可有昏厥、心源性休克、急性肺水肿和心跳骤停四种不同表现，本节只介绍急性肺水肿的临床表现。

（一）症状

突发重度呼吸困难，每分钟呼吸可达30~40次，端坐呼吸、烦躁、阵发性咳嗽、面色苍白、发绀、大汗，常咯出白色泡沫样痰，严重者咯出大量粉红色泡沫样痰。

（二）体征

心率、脉搏增快，血压早期升高，后期下降，双肺可闻及广泛性的湿啰音和哮鸣音，心尖区可闻及奔马律，但常被肺部湿啰音掩盖。

【辅助检查】

（一）X线检查

X线示上腔静脉充盈、肺门血管模糊不清、肺纹理增粗和肺小叶间隔增厚。此外,，不同心脏病者有相应的X线征。

（二）心电图

显示窦性心动过速或各种心律失常、心肌损害等。

（三）超声心动图

可检出相应心脏病的形态学改变。

（四）动脉血气分析

PaO_2明显下降，$PaCO_2$常或下降，pH＞7.0。

（五）血流动力学监测

肺毛细血管楔嵌压超过4kPa（30mmHg）。

【诊断】

根据心脏病史及典型症状和体征，诊断急性左心衰竭并不困难，主要应与其他原因（特别是血管功能不全）引起的昏厥、休克和肺水肿相鉴别。急性左心衰竭肺水肿的诊断标准为：①有引起急性左心衰竭的基础心脏病变；②突然出现的严重呼吸困难和端坐呼吸；③咳嗽，咯出大量白色泡沫痰或粉红色泡沫痰；④双肺对称性广泛性湿啰音和哮鸣音；⑤胸部X线显示肺水肿征象。注意与支气管哮喘相鉴别。

【治疗】

本节只介绍急性肺水肿的治疗。

（一）体位

将患者置于半卧位、双腿下垂，使下肢静脉回流减少。

（二）给氧并消除泡沫

一般给予鼻导管给氧，流量6～8L/min，严重者采用面罩正压给氧或正压呼吸。将氧气先通过体积分数为50%～70%的乙醇或10%的硅酮溶液或吸入二甲硅油去泡气雾剂，可消除肺内泡沫，改善肺通气。

（三）镇静

立即静脉注射3～5mg吗啡，必要时15min后重复，共2～3次；如病情不十分紧急，亦可10mg皮下或肌内注射，每3～4h重复1次，但原则上尽量不肌注用药。吗啡能控制烦躁不安及减慢呼吸，既能改善肺换气功能、减轻氧消耗，又能减轻心脏前负荷、增加心排血量，是治疗急性左心衰竭肺水肿的有效药物，早期应用效果尤佳。对于高龄、支气管哮喘、昏迷、严重肺部病变、呼吸抑制和心动过缓、房室传导阻滞者应慎用或禁用。对吗啡有禁忌证或不能耐受者，可选用哌替啶50mg或罂粟碱30～60mg或氯丙嗪25mg肌内注射或静脉注射。

（四）利尿剂

首选呋塞米20～40mg静脉注射，本品不但是高效快速利尿剂，且有扩张外周静脉的作用，故可迅速有效地解除肺水肿。亦可选用布美他尼1～2mg或依他尼酸钠40～100mg静脉注射。对于无明显心脏扩大及血容量无明显增加的急性肺水肿（如急性心肌梗死合并左心衰竭），利尿剂应慎用或小量应用，以免引起低血压、休克。

（五）血管扩张剂

1.硝酸甘油：0.3～0.6mg舌下含化，每5min 1次，可连用6次。亦可静脉应用，开始剂量0.3～0.5μg/（kg·min）。可迅速降低肺楔嵌压或左房压，缓解症状的效果常很显著，但有引起低血压的可能，收缩压降低至12kPa（90mmHg）以下，应停止给药。

2.硝普钠：静脉滴注，自15～20μg/min开始，每5min增加5～10μg/min，直至症状缓解或收缩压降低到13.3kPa（100mmHg）以下。

3.酚妥拉明：静脉滴注0.1～1mg/min，也有迅速降压和减轻后负荷的作用，但可致心动过速，且降低前负荷的作用较弱，近年来已较少应用。

4.乌拉地尔（压宁定）：为新型α受体阻滞剂，最近报道治疗泵衰竭获较好疗效，50mg溶于250mL液体内，以＜200mg/min速度静脉滴注，尤其适用于伴有高血压、肾功能不全者。

（六）快速洋地黄试剂：上述治疗无效时，可用毛花苷C 0.4～0.8mg或毒毛花苷K 0.25mg稀释后静脉注射。对二尖瓣狭窄伴有快速房颤者的肺水肿有特效，其他如高血压或主动脉瓣疾病所致的肺水肿，即使是窦性心律效果也较好。

（七）氨茶碱：0.25g加入10%葡萄糖注射液20～40mL缓慢静脉注射，可解除支气管痉挛，减轻呼吸困难，并有轻度强心作用。

（八）肾上腺糖皮质激素：地塞米松10～20mg静脉注射，以改善心肌代谢和肺毛细血管通透性，减轻支气管痉挛，改善通气。

（九）四肢轮流结扎：如上述措施仍不足，可轮流在四肢绑止血带，以减少回心血量。

（十）病因治疗：如治疗原发病、消除诱因和纠正心律失常。

第二节　窦性心动过速

【概述】

窦性心动过速是指窦房结发出冲动的频率在成人每分钟超过100次者。

【病因】

引起窦性心动过速的原因很多。生理情况见于运动、兴奋、焦虑、吸烟、饮茶以及应用某些药物（如阿托品）等。病理情况见于发热、失血、休克、心力衰竭、心肌炎、心包炎、甲状腺功能亢进症、β受体功能亢进症、肺梗死、嗜铬细胞瘤等。

【临床表现】

窦性心动过速的临床表现主要取决于原发病因，它本身多不引起临床症状，有时可有心悸、不安等症状。听诊心率快而规则，一般不超过150次/min。

【心电图表现】

①窦性P波频率大于100次/min；②P–R间期不小于0.12s：③一般还具有以下特点：频率高在160次/min以内，不论频率加快或减慢都是逐渐改变的，P–P间隔不绝对匀齐。

【诊断】

根据临床和心电图表现，窦性心动过速诊断不难。注意与房性心动过速等相鉴别。

【治疗】

主要着眼于去除导致窦性心动过速的原因，如治疗心力衰竭，补充血容量，治疗发热性疾病等。对神经症、β受体功能亢进症的患者，可给予美托洛尔25~50mg，每日2次；或阿替洛尔12.5~25mg，每日2次；或普萘洛尔10mg，每日3次。可同时应用镇静剂如地西泮2.5~5mg，每日2~3次。

第三节　心绞痛

【概述】

心绞痛是冠状动脉供血不足，心肌急剧的暂时性缺血与缺氧所引起的临床综合征。其特点为发作性前胸疼痛或压迫感，主要位于胸骨后，可放射至左肩、上肢、颈或下颌部，持续数分钟，经休息或舌下含硝酸甘油可迅速缓解。

【病因】

最常见的病因是冠状动脉粥样硬化所致管腔狭窄或闭塞，亦可由冠状动脉痉挛引起。此外，主动脉瓣狭窄或关闭不全、梅毒性主动脉炎、肥厚性心肌病、冠状动脉先天畸形等也可引起。劳累、情绪激动、饱食、受寒等为常见的发病诱因。

【临床表现】

（一）心绞痛的临床特点

典型心绞痛发作是突然发生的位于胸骨体上段或中段之后的压榨性、闷胀性或窒息性疼痛，亦可能波及大部分心前区，可放射至左肩、左上肢前内侧，达环指和小指，偶可伴有濒死的恐惧感，往往迫使患者立即停止活动，重者还出汗。疼痛历时 1～5min，很少超过 15min；休息或含服硝酸甘油片，在 1～2min 内消失。不典型的心绞痛，疼痛可位于胸骨下段、左心前区或上腹部，放射至颈、下颌、左肩胛或右前胸，疼痛可很轻或仅有左前胸不适发闷感。有的可无疼痛而表现为极度疲乏、头晕或呼吸困难，称为"心绞痛等同症状"。体征可有心尖部闻及第4心音，发作时心率加快及血压升高和暂时性心尖部收缩期杂音。

（二）各型心绞痛的临床特点

1.劳累性心绞痛：其特点是疼痛由体力劳累、情绪激动或其他足以增加心肌需氧量的情况所诱发。包括以下3型：

（1）稳定型劳累性心绞痛：劳累性心绞痛发作的性质在 1～3 个月内并无改变，即每日和每周疼痛发作次数大致相同，诱发疼痛的劳累和情绪激动程度相同，每次发作疼痛的性质和部位无改变，疼痛时限相仿（3～5min），用硝酸甘油后也在相同时间内发生疗效。

（2）初发型劳累性心绞痛：过去未发生过心绞痛或心肌梗死，初次发生劳累性心绞痛时间未到1个月。有过稳定型心绞痛但已数月不发生心绞痛的患者再发生心绞痛时，有人也将其归入本型。

（3）恶化型劳累性心绞痛：原有稳定型心绞痛的患者，在3个月内疼痛的频率、程度、时限、诱发因素经常变动、进行性恶化，患者的痛阈逐步下降，于是较轻的体力活动或情绪激动即能引起发作。故发作次数增加、疼痛程度较剧，发作的时限延长，可超过10min，用硝酸甘油后不能使疼痛立即或完全消失。

2.自发性心绞痛：其特点为疼痛发生与心肌需氧量增加无明显关系，疼痛程度较重，时限较长，不易为含用硝酸甘油所缓解。包括4种类型：

（1）卧位型心绞痛：在休息时或熟睡时发生的心绞痛，其发作时间较长，症状也较重，发作与体力活动或情绪激动无明显关系，常发生在半夜，偶尔在午睡或休息时发作。疼痛常剧烈难忍，患者烦躁不安，起床走动。体征和心电图变化均较稳定型心绞痛明显，硝酸甘油的疗效不明显，或仅能暂时缓解。

（2）变异型心绞痛：与卧位型心绞痛相似，但发作时心电图示有关导联的ST段抬高，与之相应的导联则ST段压可降低。为冠状动脉痉挛所诱发。

（3）中间综合征：疼痛在休息或睡眠时发生，历时较长，达30min到1h或以上，但无心肌梗死的客观证据，常为心肌梗死的前奏。

（4）梗死后心绞痛：在急性心肌梗死后几天或数周后发生的心绞痛，有再发生心肌梗死的可能。

3.混合性心绞痛：其特点是患者既可在心肌需氧量增加时发生心绞痛，亦可在心肌需氧量无明显增加时发生心绞痛。

近年来，临床上较为广泛地应用不稳定型心绞痛一词，指介于稳定型心绞痛与急性心肌梗死和猝死之间的临床状态，包括了初发型、恶化型劳累性心绞痛和各型自发性心绞痛在内。

【辅助检查】

（一）心电图及其负荷试验

发作时心电图ST段水平或下斜压低≥1mm或ST段抬高≥2mm；T波低平或倒置。动态心电图连续监测便于及时捕捉心绞痛的心电图改变。负荷试验阳性。

（二）放射性核素检查

$^{201}T_1$或^{90mm}TC运动心肌显像，运动后心肌出现核素缺损区，休息后再充填；左室造影可显示左心室射血分数改变及局限性运动异常。

（三）超声心动图

二维超声心动图可检测部分左冠状动脉主干；结合运动或激发试验，观察左室壁节段运动障碍，有助于心肌缺血诊断。

（四）冠状动脉造影

可清楚观察左、右冠状动脉及其主要分支病变部位及狭窄程度。

（五）血管镜检查

经皮导管将血管镜送入冠状动脉，可直接观察病变情况。

【诊断】

根据心绞痛发作的特点，结合年龄和易患因素，参考心电图、放射性核素等异常改变，一般即可建立诊断。冠状动脉造影可直接显示病变。须注意与心脏神经症、急性心肌梗死、其他疾病所致的心绞痛、肋间神经痛、上消化道疾病等相鉴别。

【治疗】

（一）一般治疗

1.休息：发作时立即休息；初次发作或疑为急性心肌梗死先兆的患者要休息一段时间，其余患者不做特殊要求。但避免过重脑力、体力劳动，过大的情绪波动，保证充足的睡眠具有重要性。

2.饮食：应低脂、低盐、低糖饮食，并戒烟酒。

3.运动锻炼疗法：谨慎安排进度适宜的运动锻炼有助于促进侧支循环发展，提高体力活动的耐受量，改善症状。

（二）药物治疗

抗心绞痛药物种类很多，目前以硝酸酯制剂、β受体阻滞剂、钙通道阻滞剂及冠状动脉扩张剂应用较多，可单独选用、交替应用或联合应用。

1.硝酸酯制剂：控制发作可用硝酸甘油0.3～0.6mg舌下含化，或用硝酸异山梨酯5～10mg舌下含化或喷雾剂喷入口腔，每次1.25mg，或用亚硝酸异戊酯0.2mL（1安瓿）以手帕包裹敲碎，立即盖于鼻部吸入。长期治疗可用硝酸异山梨酯，口服5～10mg，每日3次，或四硝酸异戊酯，口服10～30mg，每日3～4次。本类药物使用后有头痛、脸红等不良反应，一般停药后自行消失。

2.β受体阻滞剂：对缓解心绞痛症状、延长心绞痛患者寿命有帮助，不宜用于变异型心绞痛及有禁忌的患者（如心动过缓、传导阻滞、支气管哮喘等）。常用美托洛尔

25～100mg，每日2～3次，或阿托洛尔25～75mg，每日2次。β受体阻滞剂与硝酸酯类有协同作用，开始应用时量宜小，以后逐渐加量，停用β受体阻滞剂应逐步减量，不能突然停止，以免诱发急性心肌梗死。

3.钙通道阻滞剂：能减少心肌氧耗，扩张冠状动脉，减轻心脏负荷，改善心肌微循环等。常用地尔硫䓬30～90mg，每日3次，或维拉帕米40～80mg，每日3次（缓释剂240mg，每日1次），或硝苯地平缓释片30～80mg，每日1次。近年来有许多新制剂如尼卡地平、尼索地平、非洛地平及苄普地平等应用于临床。

4.冠状动脉扩张剂：目前尚有争议，争议集中在冠状动脉扩张剂只能扩张正常冠脉而病变冠脉不能扩张，产生窃血现象。常用药物有：双嘧达莫25～50mg，每日3次，或吗多明1～2mg，每日2～3次，或胺碘酮100～200mg，每日3次（本品又能抗心律失常），或乙氧黄酮30～60mg，每日2～3次，或卡波罗孟75～150mg，每日3次。

5.其他药物：①抗血小板制剂，可治疗和预防心绞痛发作，常用阿司匹林100mg，每日1次；②降血脂药，可稳定粥样斑块，预防心绞痛，常用洛伐他汀（美降之）10～40mg，每日晚饭后服，或辛伐他汀5～20mg，每日晚饭后服，或普伐他汀10～40mg，每日晚饭后服；③低分子葡萄糖酐或羟乙基淀粉注射液，每日250～500mL静脉滴注，14～30d为1个疗程；④中成药，如丹参片或丹参注射液、苏合香丸、银杏叶片等；⑤肝素，用于不稳定型心绞痛。

（三）介入疗法

如冠状动脉成形术及支架植入术等。

（五）外科手术治疗

如主动脉—冠状动脉旁路移植手术，主要适合于左冠状动脉主干病变等严重心绞痛患者。

第四节　心肌梗死

【概述】

心肌梗死是冠状动脉闭塞，血流中断，使部分心肌因严重的持久性缺血而发生局部坏死。临床上以明显而持久的胸骨后疼痛、发热、白细胞计数和血清心肌酶增高以及心电图进行性改变为特点，可发生心律失常、休克或心力衰竭，属冠心病的严重类型。发病以冬春季为多见。

【病因】

在冠状动脉粥样硬化基础上管腔内血栓形成是心肌梗死的主要病因。其次冠状动脉粥样斑块碎裂脱落堵塞或粥样斑块局部出血，以及冠状动脉持续剧烈的痉挛也可致心肌梗死。极少数是由于冠状动脉栓塞、炎症、先天畸形所致。

【临床表现】

（一）症状

1.疼痛：是最先出现的症状，疼痛部位和性质与心绞痛相同，但多无明显诱因，且常发生于安静时，程度较重、范围广、持续时间长，休息和含服硝酸甘油片多不能缓解。患者常伴有烦躁不安、出汗、恐惧，或有濒死感。少数患者疼痛部位不典型或无疼痛。

2.全身症状：发热、白细胞增高和血沉增快。发热多为低热，很少超过39℃，持续1周左右。

3.胃肠道症状：在起病初期特别是疼痛剧烈时常有恶心、呕吐症状，偶尔患者有顽固性呃逆。

4.心律失常：75%～95%的患者可发生心律失常，多发生于起病后1～2周内，尤其是24h内。以室性心律失常多见，亦可发生房室传导阻滞及束支传导阻滞，室上性心律失常少见且常与心力衰竭有关。

5.低血压和休克：心肌梗死早期血压下降常见，多由低血容量或疼痛引起，未必是休克。如疼痛缓解而收缩压低于10.7kPa（80mmHg），患者烦躁不安、面色苍白、皮肤湿冷、脉细而快、大汗淋漓、尿量减少（<20mL/h）、神志迟钝，甚至昏厥则为休克的表现，常在病后数h到1周内发生，主要是心源性。

6.心力衰竭：24%～48%的患者存在不同程度的左心衰竭，表现为双肺湿啰音、窦性心动过速及奔马律，可有轻重不一的呼吸困难，严重者发生肺水肿。右室梗死出现右心衰竭的表现，如低血压、颈静脉怒张、肝肿痛等。

7.体征：可有第1心音减弱，出现第3或第4心音。可听到心包摩擦音，多在1～2d内消失。发生二尖瓣乳头肌功能不全者，心尖区可出现粗糙收缩期杂音；并发室间隔穿孔者，胸骨左下缘出现响亮的收缩期杂音。发生心律失常、休克或心力衰竭者会出现有关的体征和血压变化。

【辅助检查】

（一）实验室检查

1.白细胞计数：发病1周内白细胞可增加至（10～20）×10^9/L，中性粒细胞多在0.75～0.90，嗜酸粒细胞减少或消失。

2.血沉：血沉增快，可持续1～3周。

3.血清酶学：包括乳酸脱氢酶（LDH）、天冬氨酸氨基转移酶（AST）、肌酸激酶（CK）。CK有3种同工酶，其中CK-MB来自心肌，LDH有5种同工酶，其中LDH_1来自心肌，同工酶的测定可以提高心肌梗死的特异性。CK-MB出现早、消失早，LDH、AST高峰出现迟且消失也迟。

4.其他：血和尿肌红蛋白增高，其高峰较血清心肌酶出现早，而恢复较慢；肌钙蛋白T（cTnI）对心肌损伤的诊断具有较高特异性，且出现时间早；血糖亦可增高。

（二）心电图

心肌梗死的心电图变化表现为特征性的动态变化。特征性心电图指缺血性T波倒置、损伤性ST段抬高及坏死性Q波。动态改变包括：①超急期的巨大高耸的T波、ST段斜行性抬高，急性损伤后室内传导阻滞，R波增高，时间增宽；②急性期的ST段呈单相曲线抬高，坏死性Q波，T波直立；③衍变期（充分发展期）的ST段抬高后的逐渐下降，T波开始由直立转为倒置，Q波逐渐加深；④陈旧性期的病理性Q波（部分可消失）。心电图还可对心肌梗死的部位做出定位诊断。

（三）心向量图

有QRS环的改变、ST向量的出现和T环的变化。对心肌梗死的诊断可能较心电图更为敏感，但并不更具特异性，需结合临床资料综合考虑。

（四）放射性核素

心肌显像^{99m}Tc-焦磷酸盐"热区"扫描及$^{201}T_1$"冷区"扫描均可显示心肌梗死的部位和范围。

（五）超声心动图

相应室壁减弱和失调，可了解有无室壁病及左心室功能。

（六）磁共振成像

可以帮助诊断心肌梗死及判断梗死心肌愈合过程。

（七）冠状动脉造影

显示病变处冠脉高度狭窄甚至完全闭塞。

【诊断】

根据典型的临床表现、特征性的心电图改变和实验室检查发现，诊断本病并不困难。须注意与心绞痛、急性心包炎、急性肺动脉栓塞、急腹症、主动脉夹层分离等相鉴别。

【治疗】

（一）一般治疗

1.休息：卧床休息2周（无并发症可稍短），保持环境安静，解除焦虑。

2.吸氧：最初2~3d内持续鼻导管或面罩给氧。

3.饮食：食用易消化的食物，少吃多餐，忌暴饮暴食；保持大便通畅。

4.心电监护：行心电图、血压等监护5~7d。

5.解除疼痛：可用哌替啶50~100mg肌内注射，或吗啡5~10mg皮下注射。

（二）解除冠脉痉挛

静脉滴注硝酸甘油5~10mg，以解除冠脉痉挛。最好24h内应有8~10h无硝酸甘油期，以防止硝酸甘油的快速耐药反应。

（三）心肌再灌注

1.静脉或冠脉内溶栓：溶栓前口服肠溶阿司匹林0.3g。静脉溶栓可用尿激酶100万~150万U，30min至1h滴完，或链激酶100万~150U，1h滴完（需皮试阴性并同时给予地塞米松2.5~5mg），或用重组织型纤溶酶原激活剂（rtPA）先推注10mg，继而50mg，1h滴完，再以40mg，2h滴完。冠脉溶栓因要有造影的设备和技术，目前已少用。

溶栓治疗的指征：①发病≤12h（最好6h内）；②相邻两个或以上导联sT抬高≥0.2mV；③年龄≤70岁。同时无近期活动性出血、脑卒中、出血倾向、糖尿病视网膜病变、严重高血压和严重肝肾功能障碍等禁忌证。

静脉溶栓成功的标志：①2h内胸痛解除；②2h内抬高的ST段恢复或每30min比较ST段回降>50%；③血清心肌酶CK-MB峰值提前于发病后14h内出现；④2h内出现室性心律失常或传导阻滞。

2.急诊冠状动脉成形术（PTCA）：在条件许可和技术成熟的单位可以采用，特别适合于伴有心源性休克的患者。

（四）其他药物治疗

1.β 受体阻滞剂：能降低心肌梗死的远期死亡率，应尽早使用，但必须从小剂量开始，逐步增大剂量。常用药物有美托洛尔、阿替洛尔等。

2.血管紧张素转换酶抑制剂（ACEI）：可扩张血管，保护缺血坏死的心肌，防止左心室重塑，改善心功能，延长心肌梗死的生存期。常用卡托普利、依拉普利、培哚普利，从小剂量开始，3～5d后如无低血压则可加大剂量。

3.抗凝疗法：溶栓后的任何患者必须进一步抗凝治疗。具体药物：肝素，每h400～800U静脉推注或应用低分子肝素（皮下注射），要监测出凝血时间。3d后改成口服肠溶阿司匹林100mg，每日1次，或噻氯匹定250mg，每日1～2次。

4.硫酸镁或门冬氨酸钾镁：25％硫酸镁20mL或门冬氨酸钾镁30～40mL加入5％葡萄糖注射液500mL液体内静脉滴注，每日1次。

（五）控制并发症：包括消除心律失常、控制心力衰竭及休克等并发症，详见相应章节。

第五节　原发性高血压

【概述】

原发性高血压是以血压升高为主要临床表现的综合征，通常简称为高血压。高血压是在一定的环境、遗传因素的作用下引起的心血管系统重构性疾病，是多种心、脑血管疾病的重要病因和危险因素，常引起严重心、脑、肾等重要脏器的结构和功能障碍，最终导致这些器官的功能衰竭。据1999年世界卫生组织/国际高血压联盟（WHO/ISH）建议，高血压的定义为：在未服抗高血压药情况下，收缩压≥18.7kPa（140mmHg）和（或）舒张压≥12.0kPa（90mmHg）。并与《美国预防、检测、评估与治疗高血压全国联合委员会第六次报告（JNC–Ⅵ）》一致。

【病因】

本病病因未完全阐明，目前认为是在一定的遗传基础上由多种后天因素作用所致。这些后天因素包括：饮酒、吸烟、肥胖、社会心理因素（长时间的精神紧张、A型性格、职业、经济条件等）及膳食高盐和过多的饱和脂肪酸。

【临床表现】

（一）一般表现

早期多无症状，偶于体格检查时发现高血压，可有头晕、头痛、眼花、耳鸣、失眠、乏力等症状。有时可有心前区不适，甚至心绞痛，或因早搏而引起心悸。体查时，可闻及主动脉瓣第2音亢进，亦可有第4心音，主动脉收缩早期喷射音，或有左心室肥厚体征。

（二）并发症的临床表现

随着病程进展，血压持久升高，有心、脑、肾等靶器官受损的表现，如，①心脏：心悸、胸痛、呼吸困难、水肿等；②脑：头痛、眩晕、视觉障碍、短暂脑缺血发作，感觉或运动障碍等；③肾脏：口渴、多尿、夜尿、血尿等；④周围动脉：肢冷、间歇性跛行等；⑤眼底：可反映高血压的程度，目前采用Keith-Wagener眼底分级法，Ⅰ级为视网膜动脉变细，Ⅱ级为视网膜动脉狭窄，动脉交叉压迫，Ⅲ级为眼底出血或棉絮状渗出，Ⅳ级为出血或渗出物伴有视盘水肿。

（三）高血压急症的临床表现

1.恶性高血压：恶性高血压的临床征象，主要为血压明显升高。舒张压＞16.9kPa（130mmHg），眼底出血渗出和视盘水肿（Ⅳ级）；肾功能不全，可有心、脑功能障碍。有上述表现，但眼底无视盘水肿（Ⅲ级）时，则称为急进型高血压。

2.高血压危象：是指高血压患者在短期内血压明显升高，并出现头痛、烦躁、心悸、多汗、恶心、呕吐、面色苍白或潮红、视力模糊等征象。收缩压可高达33.8kPa（260mmHg），舒张压15.96kPa（120mmHg）以上。

3.高血压脑病：是指血压突然或短期内明显升高的同时，出现中枢神经功能障碍征象。临床征象有严重头痛、呕吐和神志改变。轻者仅有烦躁、意识模糊，严重者可发生抽搐、癫痫样发作、昏迷。

【辅助检查】

（一）实验室检查

1.血常规：一般无异常，急进型高血压时可有Coombs试验阴性的微血管病性溶血性贫血，伴畸形血细胞、血红蛋白高者血液黏度增加。

2.尿常规：早期正常，肾浓缩功能受损时尿相对密度（比重）逐渐下降，可有少量尿蛋白、血细胞，偶见管型。病情加重时，尿蛋白增多，血细胞和管型也可增多。

3.肾功能：多采用血尿素氮和肌酐来估计肾功能。早期正常，受损时可增高。

（二）X线检查

可见主动脉升、弓部迂曲延长，其升、弓或降部可扩张。高血压心脏病时可有左室肥大表现。

（三）心电图

左心室肥厚时心电图可显示左心室肥大或兼有劳损，心电图可出现P波增宽、切迹及PV_1终末电势负值增大等，亦可有心律失常。

（四）超声心动图

诊断左心室肥厚最敏感，并可做心功能检测。

（五）其他检查

如血脂、血尿酸、血糖、电解质测定，亦可做血浆肾素活性、血管紧张素Ⅱ的水平测定等。

【诊断】

1999年我国专家依据1999年WHO/ISH制定的高血压诊断标准制定了《中国高血压防治指南》。2004年又重新进行了修订，于2005年颁布了《中国高血压防治指南》（2005年修订版），该指南规定血压水平的定义和分类。

高血压的诊断不应仅凭1次血压测量的结果，初次升高的血压读数应得到其后1周至数周内至少连续2次血压测量的肯定［除非收缩压≥27.93 kPa（210 mmHg），或舒张压≥15.96 kPa（120 mmHg）］，当平均舒张压≥11.97 kPa（90 mmHg）和（或）收缩压≥18.62 kPa（140 mmHg）方可诊断。诊断高血压病尚需注意排除继发性高血压，如肾实质性高血压、肾血管性高血压、内分泌性高血压、医源性高血压等。

【高血压患者的心血管危险绝对水平分层】

高血压患者治疗的决策不仅根据其血压水平，还要根据下列诸因素确定：①其他危险因素的存在情况；②并存的临床情况如糖尿病和心、脑、肾血管病；③靶器官损害；④患者的个人、医疗等情况。为了便于将危险性分层，WHO/ISH指南委员会根据"弗明汉心脏研究"观察对象（年龄45～80岁，平均60岁）的10年心血管病死亡、非致死性脑卒中和非致死性心肌梗死的资料，计算出年龄、性别、吸烟、糖尿病、胆固醇、早发性心血管病、靶器官损伤及心血管病和肾脏病史中某几项合并存在的对日后心血管事件绝对危险的影响。

按危险因素、靶器官损伤及并存临床情况的合并作用将危险量化为低危、中危、高危、极高危四档。每一档既反映疾病的绝对危险。各档内又因患者的危险因素的数量与严重性还有程度的不同。

1.低危组：男性年龄＜55岁、女性年龄＜65岁，高血压1级，无其他危险因素者，属低危组。典型情况下，10年随访中患者发生主要心血管事件的危险＜15%。临界高血压患者的危险尤低。

2.中危组：高血压2级或1～2级同时有1～2个危险因素，患者应否给予药物治疗，开始药物治疗前应经多长时间的观察，医师需予十分缜密的判断。典型情况下，该组患者随后10年内发生主要心血管事件的危险为15%～20%，若患者属高血压1级，兼有一种危险因素，10年内发生心血管事件危险约为15%。

3.高危组：高血压水平属1级或2级，兼有3种或更多危险因素、兼患糖尿病或靶器官损伤患者或高血压水平属3级，无其他危险因素患者属高危组。典型情况下，他们随后10年间发生主要心血管事件的危险为20%～30%。

4.极高危组：高血压3级同时有1种以上危险因素或靶器官损伤，或高血压1～3级并有临床相关疾病。典型情况下，随后10年间发生主要心血管事件的危险最高，达≥30%，应迅速开始最积极的治疗。

【治疗】

目前，高血压病的治疗主要是降压治疗，但降压治疗是非病因治疗，需长期乃至终身治疗。其降压治疗的目标是：①将血压降至理想水平＜17.96/11.3 kPa（135/85 mmHg），有糖尿病者降至15.96/10.64 kPa（120/80 mmHg）；②逆转靶器官损害；③减少心血管事件及降低死亡率；④提高生活质量。

（一）非药物治疗主要有：①超重者应减轻体重；②限盐，每日氯化钠摄入＜6 g；③限酒、戒烟；④规则轻度体育活动（快步行走、慢跑、自行车或游泳），每次20～30 min，每周3次；⑤改善膳食结构。

（二）降压药物治疗

1.利尿剂：是广泛应用的一线药物，常用氢氯噻嗪每日6.25～12.5 mg或吲达帕胺每日2.5～5 mg。

2.β受体阻滞剂：也是广泛应用的一线药物，并证明是安全有效的。心力衰竭、心动过缓、传导阻滞者及哮喘、肺气肿者慎用，也不适宜于有脂质和糖代谢异常者和运动员及从事较重体力活动的人。常用美托洛尔每日50～200mg，每日1～2次；或阿托洛尔每日25～100mg，每日1～2次；或比索洛尔每日5～20mg，每日1次。

3.血管紧张素转换酶抑制剂（ACEI）：能有效地降低血压，对脂质和糖代谢无不良影响，且可改善心功能。常见的不良反应为咳嗽。孕妇及哺乳期妇女禁用。常用卡托普利每日12.5～100mg，每日2～3次；或依那普利每日2.5～20mg，每日2次；或贝那普利每日5～20mg，每日1次；或西拉普利每日2.5～5mg/d，每日1～2次；或培哚普利每日2～8mg，每日1次。

4.血管紧张素Ⅱ：受体拮抗剂能选择性拮抗血管紧张素Ⅱ与受体结合，从而在受体水平阻断。肾素—血管紧张素系统，引起血压降低。特别适合于使用ACEI咳嗽者。常用氯沙坦（科素亚）每日50～100mg，每日1次；或缬沙坦（代文）每日80～160mg，每日1次。

5.钙通道阻滞剂：包括二氢吡啶类（以硝苯地平、尼群地平为代表）、苯烷胺类（以维拉帕米为代表）和硫氮䓬类（以地尔硫䓬为代表），均有较好的降压作用。常用硝苯地平每日30～60mg，每日3次；或硝苯地平控释片（拜新同）每日30～60mg，每日1次；或尼群地平每日10～60mg，每日1～3次；或非洛地平每日5～10mg，每日1次；或氨氯地平每日2.5～10mg，每日1次。

6.α₁受体阻滞剂：能安全有效降低血压，主要不良反应为直立性低血压，对老年患者须慎用。对有血脂异常或糖耐量异常的患者有其优点。常用哌唑嗪每次0.5～1mg，每日2～3次（首剂0.5mg，睡前服），连用2周，渐增加剂量至每日2～20mg，分服。特拉唑嗪每次1mg，每日1次，随血压增加剂量，可用每日2～20mg。多沙唑嗪每次1～16mg，每日1次，维持量每日2～4mg。曲马唑嗪每次50mg，每日2次，根据血压水平调整剂量，可用至每日200～350mg。

7.联合用药：降压药物的联合应用既可提高疗效，又可减少不良反应。常用的一些联合用药有：①利尿剂加ACEI或血管紧张素受体拮抗剂；②利尿剂加β受体阻滞剂；③钙通道阻滞剂加ACEI；④钙通道阻滞剂加α受体阻滞剂；⑤ACEI加利尿剂加水溶性β受体阻滞剂（如阿替洛尔）；⑥钙通道阻滞剂加ACEI加利尿剂；⑦ACEA加钙通道阻滞剂加利尿剂加α受体阻滞剂。另外，尚有一些复方降压制剂可供临床选用。

（三）高血压危象的治疗

1.迅速降低血压可选用下列措施。

（1）硝普钠：30～100mg加入5％的葡萄糖溶液500mL，避光做静脉滴注，滴速0.5～10μg/（kg·min）。

（2）二氮嗪：200～300mg，于15～30s内静脉注射，必要时2h后再注射。可与呋塞米联合治疗。

（3）拉贝洛尔：20mg缓慢静脉注射，必要时每隔10min注射1次，直到产生满意疗效或总量达200mg为止。

（4）酚妥拉明：5mg缓慢静脉注射，主要用于嗜铬细胞瘤高血压危象。

（5）人工冬眠：氯丙嗪50mg，异丙嗪50mg和哌替啶100mg，加入5％的葡萄糖溶液500mL中静脉滴注。

（6）对血压显著增高，症状不严重者，可舌下含用硝苯地平10mg，卡托普利12.5～25mg；或口服哌唑嗪1～2mg，可乐定0.1～0.2mg或米诺地尔等。也可静脉注射地尔硫革或尼卡地平。

2.制止抽搐　可用地西泮10～20mg静注，苯巴比妥钠0.1～0.2g肌注。亦可用25％的硫酸镁溶液10mg深部肌注或以5％的葡萄糖注射液20mL稀释后静脉注射。

3.降低颅内压　呋塞米20～40mg或依他尼酸钠25～50mg稀释后静脉注射，同时给予20％的甘露醇或25％的山梨醇静脉快速滴注，30min内滴完。

4.防治并发症。

第六节　病毒性心肌炎

【概述】

病毒性心肌炎是指嗜心性病毒感染引起，以心肌非特异性间质性炎症为主要病变的疾病。多见于儿童及青年，50岁以上者较为少见。男女发病率大致相等，一年四季均可发病。

【病因】

各种病毒都可引起心肌炎，但以柯萨奇病毒、埃可病毒、流感病毒最为常见。

【临床表现】

常在上呼吸道感染或消化道感染1～4周后出现心悸、气短、胸闷、心前区不适、乏力、胸痛、发热、头晕、关节痛、肌痛等症状，严重者可致晕厥，甚至猝死。查体：有心界扩大、心尖部第1心音减弱、病理性第3或第4心音、早搏、奔马律、交替脉、持续性心动过速、心脏杂音、心包摩擦音，甚至出现心力衰竭及心源性休克。

【辅助检查】

（一）实验室检查

1.血常规及血沉：白细胞计数及分类可增高或正常，急性期血沉可加快。

2.心肌酶学及肌钙蛋白检查：部分患者天冬氨酸氨基转移酶（ALT）、乳酸脱氢酶（LDH）及其同工酶（LDH$_1$）、肌酸激酶（CK）及其同工酶（CK-MB）可增高。血清肌钙蛋白I（cTnI）或肌钙蛋白T（cTnT）常可增高，其特异性及敏感性优于酶谱。

3.病毒学检查：可取患者的咽分泌物、血、粪便及胸腔积液进行病原体分离，培养获取致病病毒，对病因学诊断有确切价值。

4.免疫学检查：如前后2～4周的双份血清的病毒中和抗体滴度增加4倍以上或单份血清＞1：640等。

（二）心电图

ST-T改变，各种心律失常等。

（三）X线检查

病变广泛者可见心影扩大、心脏搏动减弱、肺充血征象。

（四）超声心动图

可发现节段性或整体室壁运动异常、舒张功能减退、室壁增厚、心肌回声异常、心肌组织密度定量分布不均匀、心包积液等。

（五）放射性核素检查

^{99m}Tc心血池显像可发现整体和局部心功能的改变，如室壁运动减弱、EF值下降、相角程增宽等表现。^{67}Ga心肌显像可显示炎症病变。

（六）磁共振成像

可清楚显示心肌水肿区域和区域性室壁激动异常，对诊断心肌炎有70％的阳性率，但价格昂贵，难普及。

（七）心内膜

心肌活检对诊断心肌炎有较大价值。

【诊断】

病毒性心肌炎的诊断必须建立在有心肌炎的证据和病毒感染的证据基础上，同时排除其他心血管疾病，如风湿性心肌炎、心肌病、冠心病、心包炎、β受体功能亢进症等。心悸、胸闷、心脏扩大、心律失常或心力衰竭、心电图ST-T改变与异位心律或传导障碍和上述辅助检查异常反映心肌炎症的存在，而病前1~4周的上呼吸道和肠道感染史、病毒中和抗体升高及病毒分离阳性等则为病毒感染的证据。

根据1999年8月全国心肌炎心肌病学术研讨会修订的关于成人急性病毒性心肌炎诊断参考标准：

（一）病史与体征

在上呼吸道感染、腹泻等病毒感染后3周内出现心脏表现，如出现不能用一般原因解释的感染后重度乏力、胸闷、头昏（心排血量降低所致）、心尖第1心音明显减弱、舒张期奔马律、心包摩擦音、心脏扩大、充血性心力衰竭或阿-斯综合征等。

（二）上述感染后3周内新出现下列心律失常或心电图改变

1.窦性心动过速、房室传导阻滞、窦房阻滞或束支阻滞。

2.多源、成对室性早搏，自主性房性或交界性心动过速，阵发或非阵发性室性心动过速，心房或心室扑动或颤动。

3.两个以上导联ST段呈水平型或下斜型下移≥0.05 mV或ST段异常抬高或出现异常Q波。

（三）心肌损伤的参考指标

病程中血清心肌肌钙蛋白I或肌钙蛋白T（强调定量测定）、CK-MB明显增高。超声心动图示心腔扩大或室壁活动异常和（或）核素心功能检查证实左室收缩或舒张功能减弱。

（四）病原学依据

1.在急性期从心内膜、心肌、心包或心包穿刺液中检测出病毒、病毒基因片段或病毒蛋白抗原。

2.病毒抗体：第二份血清中同型病毒抗体（如柯萨奇B组病毒中和抗体或流行性感冒病毒血凝抑制抗体等）滴度较第1份血清升高4倍（2份血清相隔2周以上）或1次抗体效价≥640者为阳性，320者为可疑阳性（如以1：32为基础者则宜以≥256为阳性，128为可疑阳性，根据不同实验室标准做决定）。

3.病毒特异性IgM：以≥1：320者为阳性（按各实验室诊断标准，需在严格质控条件下）。如同时有血中肠道病毒核酸阳性者更支持有近期病毒感染。

对同时具有上述三项中的任何一项或两项，在排除其他原因心肌疾病后，临床上可诊断急性病毒性心肌炎。如同时具有第1项，可从病原学上确诊急性病毒性心肌炎；如仅具有2、3项者，在病原学上只能拟诊为急性病毒性心肌炎。

如患者有阿-斯综合征发作、充血性心力衰竭伴或不伴心肌梗死样心电图改变、心源性休克、急性肾衰竭、持续性室性心动过速伴低血压或心肌心包炎等一项或多项表现，可诊断为重症病毒性心肌炎。如仅在病毒感染后3周内出现少数早搏或轻度T波改变，不宜轻易诊断为急性病毒性心肌炎。

对难以明确诊断者，可进行长期随访，有条件时可做心内膜心肌活检进行病毒基因检测及病理学检查。

【治疗】

（一）一般治疗

卧床休息，加强营养，急性期卧床休息3个月，重症患者应严格卧床休息至体温正常，心电图及X线恢复正常再逐步起床活动。

（二）抗病毒治疗

疗效不肯定，可试用利巴韦林 100mg，每日3次，或每日300mg静脉滴注，连用数日或1周。亦可试用阿糖胞苷每日50～100mg，静脉滴注，连用1周。

（三）肾上腺糖皮质激素

激素使用有争议，地塞米松对离体心肌细胞病毒感染早期有改善电活动、减轻细胞病变、减少Ca^{2+}内流等心肌保护作用，现一般只用于重症急性心肌炎早期。地塞米松每日10～30mg，分次静脉注射。

（四）心肌营养药

如辅酶Q_{10}每日30～60mg口服，或10mg，每日2次肌内注射；1，6-二磷酸果糖（FDP）5～10g，每日1～2次静脉滴注；大剂量维生素C，每日5g静脉滴注。此外，，极化液、肌苷、辅酶A等也可使用。

（五）血管紧张素转换酶抑制剂（ACEI）

实验表明卡托普利有效，尤其是早期使用能减轻心肌重量，减轻心肌炎症反应、心肌纤维化及心肌钙化程度，并能改善心衰、改善生存率，减轻心肌损伤。常用卡托普利每日 12.5 ~ 25 mg，每日 3 次。

（六）免疫调节剂

常用黄芪口服液（每支含生黄芪 15 g）1 支，每日 2 次；或黄芪注射液（每支含生黄芪 4 g/2 mL）2 支，每日 1 ~ 2 次肌内注射；或黄芪注射液 4 ~ 5 支加入 5% 的葡萄糖注射溶液 500 mL 静脉滴注，每日 1 次，3 周为 1 个疗程。亦可用免疫核糖核酸 6 mg 皮下注射，每周 1 次；或胸腺素 10 mg，每日 1 次肌内注射，共 3 个月。也可用转移因子、干扰素治疗。

（七）防治并发症

包括用抗生素防治感染、纠正心律失常、控制心力衰竭及休克的防治等。

第七节　心脏瓣膜病

【概述】

心脏瓣膜病是由于炎症、缺血性坏死、退行性改变、黏液瘤样变性、先天性畸形、创伤等原因引起的单个或多个瓣膜（包括瓣环、瓣叶、腱索、乳头肌等）的功能或结构异常，导致瓣口狭窄和（或）关闭不全。心室扩大和主、肺动脉根部严重扩张也可产生相应房室瓣和半月瓣的相对性关闭不全。二尖瓣合最常受累，约占比 70%，二尖瓣合并主动脉瓣病变者占比 20% ~ 30%，单纯主动脉瓣病变约占比 2% ~ 5%，而三尖瓣和肺动脉瓣病变者少见。

一、二尖瓣狭窄

【概述】

二尖瓣狭窄的最常见病因是风湿热。急性风湿热后，至少需 2 年始形成明显二尖瓣狭窄。约半数患者无急性风湿热史，但多有反复链球菌咽峡炎或扁桃体炎史。单纯二尖瓣狭窄约占风心病的 25%，二尖瓣狭窄伴关闭不全约占比 40%，主动脉瓣常同时受累。

【临床表现】

1.症状:

(1)呼吸困难:是最常见的早期症状,运动、精神紧张、性交、感染、妊娠或心房颤动为其常见诱因。多先有劳力性呼吸困难,随狭窄加重,出现夜间阵发性呼吸困难和端坐呼吸。

(2)咯血:可表现为血性痰或血丝痰,伴有夜间阵发性呼吸困难。突然咯大量鲜血,常见于严重二尖瓣狭窄,可为首发症状。急性肺水肿时咳大量粉红色泡沫痰。

(3)咳嗽:常见,尤其在冬季明显。表现在卧床时干咳,可能与支气管黏膜淤血水肿易引起慢性支气管炎,或左心房增大压迫左主支气管有关。

(4)声音嘶哑:较少见,由于扩大的左心房和肺动脉压迫左喉返神经所致。

2.体征:重度二尖瓣狭窄者常有"二尖瓣面容",双颧绀红。心尖区可触及舒张期震颤;若心尖区可闻及第一心音亢进和开瓣音,提示瓣膜前叶柔顺、活动度好。心尖区可有低调的隆隆样舒张中晚期杂音,局限,不传导。肺动脉高压时肺动脉瓣区第二心音亢进或伴分裂。右心室扩大伴相对性三尖瓣关闭不全时,在三尖瓣区可闻及全收缩期吹风样杂音。

3.并发症:

(1)心房颤动:为相对早期的常见并发症。起始可为阵发性,之后可转为慢性心房颤动。突发快速心房颤动常为左房衰竭和右心衰竭甚至急性肺水肿的常见诱因。

(2)心力衰竭:是晚期常见并发症及主要死亡原因。

(3)急性肺水肿:为重度二尖瓣狭窄的严重并发症,如不及时救治可能致死。

(4)栓塞:20%以上的患者可发生体循环栓塞,以脑动脉栓塞最多见,其余依次为外周动脉和内脏(脾、肾、肠系膜)动脉栓塞。栓子来源于左心耳或左心房。心房颤动、大左心房、栓塞史或心排血量明显降低为其危险因素。

(5)肺部感染:较常见,可诱发或加重心力衰竭。

(6)感染性心内膜炎:较少见。

【辅助检查】

1.X线检查:轻度二尖瓣狭窄时,X线表现可正常。中、重度二尖瓣狭窄左心房显著增大时,心影呈梨形(二尖瓣型心脏),是肺动脉总干、左心耳和右心室扩大所致。

2.心电图:左心房扩大,可出现"二尖瓣型P波",P波宽度>0.12s,伴切迹。

QRS波群示电轴右偏和右心室肥厚。

3.超声心动图：为明确和量化诊断二尖瓣狭窄的可靠方法。M型超声示二尖瓣前叶活动曲线EF斜率降低，双峰消失，前后叶同向运动，呈"城墙样"改变。二维超声心动图可显示狭窄瓣膜的形态和活动度，测量瓣口面积。彩色多普勒血流显像可实时观察二尖瓣狭窄的血流。经食管超声心动图有利于左心房附壁血栓的检出。

【诊断】

心尖区有舒张期隆隆样杂音伴X线或心电图示左心房增大，一般可诊断二尖瓣狭窄，超声心动图检查可确诊。

【治疗】

1.预防：风湿热复发和感染性心内膜炎有风湿活动的患者应长期甚至终身应用苄星青霉素，120万U，每月肌注1次。

2.并发症治疗：急性肺水肿的处理原则，但避免使用以扩张小动脉为主的药物，应选用扩张静脉、减轻心脏前负荷为主的硝酸酯类药物；正性肌力药对二尖瓣狭窄引起的肺水肿无益，仅在心房颤动伴快速心室率时可静注毛花苷C，以减慢心室率。慢性心房颤动者如无禁忌证应长期服用华法林，预防血栓栓塞。右心衰竭者应限制钠盐摄入，应用利尿药和地高辛。

3.介入和外科治疗：包括经皮球囊二尖瓣成形术、二尖瓣分离术、人工瓣膜置换术等。

二、二尖瓣关闭不全

【概述】

二尖瓣关闭不全常与二尖瓣狭窄同时存在，亦可单独存在。

【临床表现】

1.症状：轻度二尖瓣关闭不全者可终身无症状，严重反流时有心排血量减少，首先出现的突出症状是疲乏无力，肺淤血的症状如呼吸困难出现较晚。

2.体征：心尖冲动呈高动力型，向左下移位。第一心音减弱，心尖区可闻及全收缩期高调一贯性吹风样杂音，向左腋下和左肩胛下区传导，可伴震颤。

3.并发症：与二尖瓣狭窄相似，但感染性心内膜炎较二尖瓣狭窄时多见，而体循环栓塞比二尖瓣狭窄时少见。

【辅助检查】

1.X线检查：慢性重度反流常见左心房、左心室增大，左心衰竭时可见肺淤血和间质性肺水肿征。

2.心电图：主要为左心房增大，部分有左心室肥厚及非特异性ST-T改变，心房颤动常见。

3.超声心动图：M型和二维超声心动图不能确定二尖瓣关闭不全。脉冲多普勒超声和彩色多普勒血流显像可在二尖瓣左心房侧探及明显收缩期反流束，诊断二尖瓣关闭不全的敏感性几乎达100%，且可半定量反流程度。二维超声可显示二尖瓣结构的形态特征，有助于明确病因。

【诊断】

主要诊断依据为心尖区典型收缩期杂音伴X线或心电图示左心房、左心室增大，超声心动图检查有确诊价值。

【治疗】

内科治疗包括预防风湿活动和感染性心内膜炎，针对并发症治疗。外科治疗为恢复瓣膜关闭完整性的根本措施，包括瓣膜修补术和人工瓣膜置换术。

三、主动脉瓣狭窄

【病理解剖与病理生理】

风湿性炎症导致瓣膜交界处粘连融合，瓣叶纤维化、僵硬、钙化和挛缩畸形，引起狭窄。风湿性主动脉瓣狭窄大多伴有关闭不全或二尖瓣病变。

正常成人主动脉瓣口面积$\geq 3.0\,cm^2$，当瓣口面积减少一半时，收缩期仍无明显跨瓣压差；当瓣口面积$\leq 1.0\,cm^2$时，左室收缩压明显升高，跨瓣压差显著。主动脉瓣狭窄使左室射血阻力增加，左室向心性肥厚，室壁顺应性降低，引起左室舒张末压进行性升高，因而使左房后负荷增加，左房代偿性肥厚。最终因心肌缺血和纤维化等导致左心衰竭。

【临床表现】

1.症状：症状出现较晚，呼吸困难、心绞痛和晕厥为典型主动脉瓣狭窄的三联症。

（1）呼吸困难：劳力性呼吸困难见于90%的有症状患者，进而可发生夜间阵发性呼吸困难、端坐呼吸和急性肺水肿。

（2）心绞痛：见于60%的有症状患者。常由运动诱发，休息后缓解，主要由心肌缺血引起。

（3）晕厥：见于1/3的有症状患者，多发生于直立、运动中或运动后即刻，少数在休息时发生，由于脑缺血引起。

2.体征：心尖冲动相对局限、持续有力。第一心音正常，第二心音常为单一性，严重狭窄者呈逆分裂。肥厚的左心房强有力收缩产生明显的第四心音。主动脉瓣第一听诊区可闻及粗糙而响亮的吹风样收缩期杂音，主要向颈动脉传导，常伴震颤。动脉脉搏上升缓慢、细小而持续（细迟脉）。在晚期，收缩压和脉压均下降。

3.并发症：约10%的患者可发生心房颤动。主动脉瓣钙化侵及传导系统可致房室传导阻滞；左心室肥厚、心内膜下心肌缺血或冠状动脉栓塞可窒息性心律失常，上述两种情况均可导致晕厥甚至猝死，猝死一般发生于先前有症状者。患者若发生左心衰竭，自然病程明显缩短，因此终末期的右心衰竭少见。感染性心内膜炎、体循环栓塞较少见。

【诊断】

根据主动脉瓣区典型收缩期杂音伴震颤，较易诊断。确诊有赖于超声心动图。

【治疗】

1.内科治疗：包括预防感染性心内膜炎和风湿热复发。如有频发房性期前收缩，应予抗心律失常药物预防心房颤动，一旦出现应及时转复为窦性心律。心绞痛者可试用硝酸酯类药物。心力衰竭者宜限制钠盐摄入，可小心应用洋地黄和利尿剂，但过度利尿可发生直立性低血压；不可使用小动脉扩张剂，以防血压过低。

2.介入和外科治疗：包括经皮球囊主动脉瓣成形术（但临床应用范围局限）、人工瓣膜置换术（为治疗成人主动脉瓣狭窄的主要方法）。

四、主动脉瓣关闭不全

【病理解剖与病理生理】

约2/3的主动脉瓣关闭不全为风心病所致。由于风湿性炎性病变使瓣叶纤维化、增厚、缩短、变形，影响舒张期瓣叶边缘对合，可造成关闭不全。

主动脉瓣反流引起左心室舒张末容量增加，使每搏容量增加和主动脉收缩压增加，而有效每搏血容量降低。左心室扩张，不至于因容量负荷过度而明显增加左心室舒张末压。左心室心肌重量增加使心肌氧耗增多，主动脉舒张压降低使冠状动脉血流减少，两者引起心肌缺血、缺氧，促使左心室心肌收缩功能降低，直至发生左心衰竭。

【临床表现】

1.症状：早期可无症状。最先的症状表现为与每搏输出量增多有关的心悸、心前区不适、头部动脉强烈搏动感等。晚期可出现左心室衰竭的表现。常有体位性头晕，心绞痛较主动脉瓣狭窄时少见，晕厥罕见。

2.体征：心尖冲动向左下移位，呈抬举性搏动。胸骨左缘第3、4肋间可闻及高调叹气样舒张期杂音，坐位前倾和深呼气时易听到。重度反流者，常在心尖区听到舒张中晚期隆隆样杂音，其产生机理被认为系严重的主动脉反流使左心室舒张压快速升高，导致二尖瓣处于半关闭状态，对于快速前向血流构成狭窄。

收缩压升高，舒张压降低，脉压增大。周围血管征常见，包括随心脏搏动的点头征、颈动脉和桡动脉扪及水冲脉、毛细血管搏动征、股动脉枪击音等。

3.并发症：感染性心内膜炎、室性心律失常较常见，心脏性猝死少见。

【辅助检查】

1.X线检查：左心室增大，升主动脉继发性扩张明显。

2.心电图：左心室肥厚及继发性ST-T改变。

3.超声心动图：M型超声示二尖瓣前叶或室间隔纤细扑动；二维超声可显示瓣膜和主动脉根部的形态改变；脉冲多普勒和彩色多普勒血流显像在主动脉瓣的心室侧可探及全舒张期反流束，为最敏感的确定主动脉瓣反流的方法，并可通过计算反流血量与搏出血量的比例，判断其严重程度。

4.放射性核素心室造影：可测定左心室收缩、舒张末容量和静息、运动时射血分数，判断左心室功能。

5.主动脉造影：当无创技术不能确定反流程度，并考虑外科治疗时，可行选择性主动脉造影，半定量反流程度。

【诊断】

根据胸骨左缘第3、4肋间典型舒张期杂音伴周围血管征可诊断为主动脉瓣关闭不全。超声心动图可助确诊。

【治疗】

内科治疗参照主动脉瓣狭窄，人工瓣膜置换术为严重主动脉瓣关闭不全的主要治疗方法。

（于 清 王宗格 李士东 吴军华）

第三章 消化系统疾病

第一节 急性胃炎

【概述】

急性胃炎是指各种原因引起的胃黏膜的急性、弥漫性炎症，病理改变主要为中性粒细胞浸润，临床表现多种多样，主要有上腹痛和恶心、呕吐等，少数也可有黑便、呕血。急性胃炎病程一般较短，是可逆性的病变，人群患病率近100%，若治疗不及时或未能去除病因，则可转为慢性胃炎。

【病因】

急性单纯性胃炎

（一）感染因素

某些细菌或毒素、病毒，可造成胃黏膜的急性炎症。常见的致病细菌有沙门菌属、副溶血弧菌（嗜盐菌）、幽门螺杆菌（Hp）等。毒素中以金黄色葡萄球菌毒素为最常见，沙门菌属常在肉及蛋中生长，副溶血弧菌主要在蟹、鱼、螺、海蜇等海产品或咸菜中，天热久置的饭菜、奶、肉食适宜于葡萄球菌繁殖及肠毒素的产生。

（二）物理因素

物理因素如进食过热、过冷、粗糙的食物，X线照射等。化学因素如烈酒、咖啡、浓茶、香料，某些药物如水杨酸制剂、洋地黄、碘、金霉素或其他抗生素、保泰松、辛可芬、氯化铵、奎宁、咖啡因等可引起胃黏膜浅表性炎症。

（三）其他

暴饮暴食、过度疲劳、受凉等使肌体抵抗力下降或胃黏膜屏障遭受破坏，易于受以上因素侵袭而发病。

【临床表现】

发病急，常于进污染食物后数h至24h发病。主要症状为上腹部不适、腹痛、恶心、呕吐，吐物为酸臭的食物，呕吐剧烈时可吐出胆汁，甚至血性液体。如同时合并肠炎，可出现脐周阵发性绞痛，腹泻大便呈糊状或黄色水样便，不带脓血，一日数次至十数次。可伴有发冷、发热、脱水、电解质紊乱、酸中毒，甚至休克。体征可有上腹或脐周轻压痛，肠鸣音亢进。一般患者病程短，3～5d可治愈。

【辅助检查】

多数患者白细胞在正常范围内或轻度增高，沙门菌属感染者可轻度减少。呕吐物或可疑食物培养可能发现致病菌，血培养阴性。

【诊断】

1.有暴饮暴食、进不洁食物、酗酒，或刺激性药物史。

2.发病急，突然出现上腹部不适、恶心、呕吐、腹痛或伴腹泻，黄色水样便。

3.血象基本正常、呕吐物或可疑食物细菌培养，可证实致病菌。

4.如致病的毒性食物明确或食者集体发病，诊断为食物中毒。

5.本病应与急性阑尾炎、急性胰腺炎、胆囊炎、胆石症、大叶性肺炎、心肌梗死等疾病进行鉴别诊断。

【治疗】

（一）一般治疗

祛除病因，卧床休息，给予流质或清淡且温度适宜的饮食，呕吐严重者暂禁食1～2d。

（二）纠正水、电解质紊乱

口服葡萄糖盐水或口服补液盐（ORS），配方成分：葡萄糖22g，氯化钠3.5g，碳酸氢钠2.5g，氯化钾1.5g，饮用水1 000 mL；一般服1 000 mL。呕吐严重或脱水者应给予静脉补液，用生理盐水或平衡液与5%葡萄糖注射液按2∶1或3∶1的比例配合静脉滴注。

（三）抗菌治疗

适当选用抗生素，伴腹泻者可用诺氟沙星等喹诺酮类、庆大霉素等氨基糖苷类、氨苄西林等。

（四）制酸药和解痉药

以液体制剂为佳。

（五）对症治疗

腹痛明显者可用解痉剂颠茄合剂10mL，每日3次；普鲁本辛15mg，每日3次；654-2 10mg，肌内注射；阿托品0.5mg，皮下或肌内注射。呕吐可用甲氧氯普胺10mg，每日3次；多潘立酮（吗丁啉）10~20mg，每日3次；可临时使用丙氯拉嗪10mg，肌内注射或口服；羟嗪（安泰乐）25~30mg。

第二节　上消化道大量出血

【概述】

上消化道出血是指十二指肠悬韧带以上的食管、胃、十二指肠、上段空肠、胰管、胆管的出血，空肠吻合术后的空肠病变出血也属此范围。大量出血一般是指活动性出血，在数分钟或数h内失血量超过1 000mL或循环血量的20%以上，以呕血和（或）黑便为主要症状，常并有急性周围循环衰竭以及主要器官功能不全等临床表现。其病死率达8%~13.7%，60岁以上患者死亡率占30%~50%。死亡原因多伴严重贫血和循环障碍，出现低血压或休克症状，常需紧急处理，如延误诊疗常可导致死亡。

【病因】

上消化道疾病和全身疾病均可引起上消化道大出血，按出血机理可分为以下5类：

（一）炎症溃疡性疾病

如急性糜烂性出血性食管炎或胃炎、胃溃疡、十二指肠溃疡及急性胃黏膜病变、胆管及胰管出血等。

（二）机械性疾患

如憩室、食管裂孔疝、食管贲门黏膜撕裂综合征等。

（三）血管性疾患

如食管胃底静脉曲张、肠系膜血管栓塞、血管瘤、遗传性出血性毛细血管扩张症、恒径动脉综合症等。

（四）肿瘤

如息肉、平滑肌瘤、腺癌和淋巴瘤等。

（五）全身疾病

如血液病、尿毒症、结缔组织病等。

其中，常见的病因为消化性溃疡、食管静脉曲张破裂、急性胃黏膜病变等。

【临床表现】

（一）呕血与黑粪

幽门以下常引起黑粪，幽门以上常为呕血及黑粪，若出血量少可无呕血。呕血常呈咖啡色或黑褐色，如出血量大且在胃停留时间短，可为鲜红色；黑粪（便）呈柏油样黑色；出血量大、肠蠕动过速，则呈暗红色或鲜红色。

（二）全身症状

取决于失血量、出血速度、持续时间，有无再发出血，出血前血红蛋白量多少，以及有无伴发其他严重疾病等。

1.失血性周围循环衰竭：急性大出血引起循环血容量迅速减少，静脉回心血量不足，导致心排血明显下降和收缩期血压降低，继以舒张压下降和脉率加速，引起一系列休克的临床表现，如头昏、心悸、冷汗、恶心、口干渴、晕厥、烦躁、面色苍白、皮肤湿冷、心率加速、脉搏细弱，先出现直立性低血压，继而血压明显下降。急性失血不止，脑血流量可减少，可发生精神萎靡，并发展为神志淡漠、反应迟钝或意识不清。低血容量致冠状动脉供血不足，可诱发心肌梗死，尤以老年人为甚，肾灌注量不足可发生急性肾衰竭。

2.发热：大出血24h后开始发热，多在38.5℃以下，持续3~5d降至正常。

3.氮质血症：出血数h血尿素氮开始升高，24~48h可达高峰，大多不超过6.7mmol/L，3~4d降至正常。当发生急性肾衰竭时，血尿素氮可明显增高，超过35.7mmol/L则提示病情凶险。

4.血象变化：出血早期，血红蛋白、血细胞计数、血细胞比容的数值可无改变。一般经3~4h后才出现贫血，32h贫血明显，24h内网织血细胞开始增加，4~7d达到高峰，可达5%~15%，然后逐渐下降；白细胞（10~20）×10^9/L，止血后2~3d恢复正常。

【诊断】

（一）诊断方法

根据病史、症状和体征、辅助检查，一般诊断不困难。对出血部位的确定则需做细致的检查。

1.病史、症状与体征详细询问病史和体格检查十分重要。

（1）如为消化性溃疡出血，约80%的患者有慢性上腹部疼痛，且具有周期性、节律性和季节性的特点。出血前上腹部疼痛加剧，出血后疼痛减轻或缓解。

（2）平素健康，因服用非甾体类抗炎药物、饮酒以及其他各种应激因素出血者，可能为急性胃黏膜病变出血。

（3）由于酗酒导致剧烈呕吐后呕血及便血，并伴有胸痛者，可能为食管贲门黏膜撕裂综合征。

（4）中年以上患者，近期出现上腹部疼痛，伴有厌食、消瘦者，应警惕胃癌。

（5）过去有病毒性肝炎与血吸虫等病史，体格检查时发现肝病面容、蜘蛛痣、脾大及腹水等，应考虑食管胃底静脉曲张破裂出血。但实际肝硬化患者出血约30%来自消化性溃疡、急性胃黏膜病变或其他原因的出血。

2.辅助检查。

（1）实验室检查：重点内容应包括血常规、血小板、出凝血时间、血细胞比容、粪便和呕吐物的隐血试验、肝功能、血尿素氮和肌酐。如疑有弥散性血管内凝血（DIC），应紧急进行DIC的系列检查。分析检验指标的临床意义时，应结合病情和其他临床资料进行。

（2）内镜检查：急诊内镜检查是指出血24～48h内进行内镜检查，可更早地明确出血部位和出血病变的性质，了解出血的程度，并能区别活动性出血，可选择治疗方法，可以判断是否有继续出血或估计再出血的危险性，并可通过内镜进行止血治疗。急诊内镜的阳性率可达85%～95%，是明确上消化道大出血和病因最有价值的检查方法。如超过48h再行内镜检查，阳性率仅为50%～60%。

（3）X线钡餐检查：主要用气钡双重造影，目前主张在出血停止、病情平稳数天后进行。检查中原则上不用解痉剂，排除有穿孔、狭窄后才使用钡剂。尽量避免在检查时用力压迫胃部，以预防再出血或穿孔。尽量缩短检查时间，发现有食管胃底静脉曲张，应在内镜和血管造影之后进行钡餐检查。

（4）选择性腹腔动脉造影：急诊内镜检查未发现病灶，而仍然有活动性出血及确定出血病灶和病因有困难者，可行动脉造影能明确出血部位。动脉造影诊断可不受消化道积血的影响，诊断率可达77%～95%。对活动性出血速度达0.5mL/min以上可见造影剂自血管溢出，即可确定出血部位，诊断的可靠性很大，对慢性出血的诊断也有意义。血管造影是发现和证实血管异常、血管发育不良、血管扩张动脉瘘和血管瘤所致出血的重要检查方法，同时可进行局部药物注射或介入止血治疗。

（5）放射性核素扫描：^{99mm}Tc标记自体血细胞（$^{99mm}Tc-RBC$）腹部扫描检测胃肠道出血，方法简单可靠，适用于出血部位不明或间歇出血的病例，为非创伤性和有效的一种检查方法。重症患者可耐受此项检查，其敏感性高于内镜和动脉造影检查，对Meskel憩室出血诊断帮助亦大。

（二）诊断步骤

1.上消化道大出血的确立诊断：呕血应注意和鼻咽部出血、咯血进行鉴别。黑便应注意排除使用铁剂、铋剂、药用炭、动物血和甘草等。短期内大量出血者可先出现休克而尚无呕血、黑便，应提高警惕，注意和其他原因所致的休克进行鉴别。如能及时进行直肠指检，发现存在尚未排出的血便及插胃管检查胃内容物，有助于早期诊断。

2.出血量的估计：通常粪便隐血试验阳性提示出量每日＞5 mL；出现黑便提示出血量50～100 mL；出现呕血症状提示出血量为250～300 mL。呕血和便血的频度和量对出血量的估计虽有一定帮助，但不能据此对出血量做出精确的估计。患者血红蛋白浓度、血细胞计数和血细胞比容不能在急性出血后立即反映出来，并受出血前有无贫血存在的影响，故主要根据血容量减少所致的循环改变进行判断。

（1）失血量的临床判断。

（2）体位倾斜试验：仰卧位的血压（V_0）、脉率（P_0），改为半卧位3 min后，再测血压（V_1），脉率（P_1）。

如得出下列3项指标之一者，提示出血量在1 000 mL以上：①$V_0-V_1＞1.33$ kPa（10 mmHg）；②$P_1-P_0＞20$次/min；③改半卧位后有头昏、头晕。

（3）休克指数：计算方法为脉率（次/min）/收缩压（mmHg），其数值可作为判断出血量的标准。

（4）血细胞比容：出血程度也可根据血细胞比容的变化，通过公式计算进行估计。计算公式：失血量＝BV_1-（$BV_1×HCT/HCT_1$）。其中，血容量（BV_1）以体重7％～8％计，HCT_1为估计血细胞比容，HCT为实际血细胞比容。

（5）血清尿素氮测定、中心静脉压（CVP）测定和放射性核素检查等。

3.出血是否停止的判断：对大出血明确出血量外，判断有无继续大量出血也很重要。具有下述几点的全部或部分，提示患者仍有严重大出血，否则出血已停止：①反复呕血甚至呕鲜红色血，或黑便频数呈糊状暗红色，伴肠鸣音亢进者；②患者对输血或输液速度反应不佳，周围循环未见改善，或虽有改善而再度恶化，心率110次/min以上，收缩压12kPa（90mmHg）或较基础血压低25%以上，中心静脉压仍有波动，或稍稳定后又下降者；③补液足够与尿量35～50mL/h的情况下，血尿素氮持续不降或再次升高者；④面色苍白、冷汗、烦躁不安、四肢厥冷等情况者；⑤血细胞计数、血红蛋白浓度及血细胞比容继续下降，网织血细胞计数持续增高者。

4.出血病因的诊断：根据病史、症状和体征所提供的线索，再辅助其他检查可以明确病因。

【治疗】

上消化道大出血的急症处理原则是：①迅速恢复有效循环量，补充失血量；②适当有效的止血措施；③根治病因以防再出血。

（一）一般治疗措施

1.一般处理：卧床休息，保持呼吸道通畅，必要时吸氧。避免呕血时引起窒息，大量出血者宜禁食。密切观察心率、血压、呼吸、尿量和神志等生命体征变化。定期复查血红蛋白浓度、血细胞比容与血尿素氮，必要时测定中心静脉压和心电监护。

2.积极补充血容量：首先应补充有效循环血容量，最有效的方法是短期内快速输血，或输胶体液、生理盐水、复方氯化钠、羧甲淀粉，输液量要在1～3h内将丢失量的1/3～1/4输入；严重出血者应建立两条输液途径，输血同时加补液。

输血的指征：①患者体位改变出现晕厥、血压下降和心率增快；②收缩压低于12kPa（90mmHg）或较基础压下降25%；③血红蛋白低于70g/L或血细胞比容低于25%。大量输血时，适当给葡萄糖酸钙，以防枸橼酸中毒。一般输血2 000mL，给10%的葡萄糖酸钙10～20mL。

3.维持循环系统功能：休克时应用血管收缩剂无济于事，但在补液不足情况下，为避免低血压时间过长，仍可考虑用血管收缩剂，如心率140次/min，可用1～5mg异丙肾上腺素加入500mL生理盐水，以增加心肌收缩力，降低静脉压和外周阻力，并有轻度扩张血管作用。输液量大时需用洋地黄支持心脏功能，防止充血性心力衰竭。

4.纠正酸中毒。

（二）药物止血

1.口服止血剂。

（1）冰水及去甲肾上腺素：可通过胃管以10～14℃冰水反复灌洗胃腔而使胃降温或去甲肾上腺素8mg加入100mL水中分次口服，均可使胃肠道黏膜血管收缩，有利止血。

（2）凝血酶：可直接作用于凝血的第三阶段，使局部达到止血。一般用水溶解成10～100U/mL，口服或灌注，每次用量500～4 000U，每1～6h 1次。视出血量的多少而灵活选择剂量。

使用时宜注意：①绝对禁止注射给药；②凝血酶不宜与酸、碱、重金属盐或高温接触，以防灭活，配制时溶媒温度不宜高于37℃，且宜与抗酸剂合用；③应用时临时现配，可用生理盐水或冷牛奶配制；④凝血酶必须与出血创面接触才能起到止血作用，如溃疡病出血，服药后应适当变动体位，以求凝血酶与创面接触而生效。

（3）孟氏液：能使局部胃壁痉挛，出血面周围血管发生收缩；并有提供血液凝固的作用，需先排除胃内积血使孟氏液直接作用于出血处才能奏效。每次口服5%～10%孟氏液10～30mL。首次用药无效时可隔15～30min再次口服，每次服后均用4%碳酸氢钠20～60mL含漱。若用胃管内注入法，则一次可用10%～25%的药液20～100mL。但如用量过大，可致食管或胃平滑肌收缩痉挛。

2.巴曲酶：因静脉用药后5～10min即起效，可持续24h，肌内注射或皮下注射后20～30min才起效，但可使作用持续48～72h。故紧急止血时可同时予静脉、肌内注射各1克氏单位，若必须时可每隔24h肌内注射1克氏单位。由于巴曲酶只促进出血部位血小板聚集，而在血管内无血小板聚集作用，因此绝不会触发血管内凝血及DIC。本品虽未见有发生血栓的报告，但为安全起见，有血栓或栓塞史者慎用。

3.抗酸药：因体液及血小板诱导的止血作用只有在pH＞6时才能发挥，为使pH近于中性，可用如下药物。

（1）10%的氢氧化铝凝胶：通过胃管先抽空胃内容物，然后注入10%的氢氧化铝凝胶60mL，使其在胃内充分混合，15min后抽出少许胃酸，用试纸测pH值，如低于7，再注入60mL，直到pH为7止，以后每小时测pH值加以调整。

（2）H_2受体拮抗剂：西咪替丁0.4g静脉滴注每6～8h 1次，或雷尼替丁50mg静脉滴注，每6～8h 1次，均可获得一定疗效。

（3）质子泵抑制剂：该药可特异性地作用于胃黏膜壁细胞，降低壁细胞中H^+-K^+-ATP酶的活性，可完全抑制胃酸分泌，且不受进食或其他形式刺激的影响，效果明显优于前两者。奥美拉唑首剂80mg静脉注射作为冲击量，以后每12h给40mg静脉注射，疗程5d。最近市场上推出只用于静脉滴注的剂型，每瓶40mg，只限使用生理盐水或5%的葡萄糖注射液做溶媒（100mL），20~30min滴完，维持量可用该剂型以8mg/h静脉滴注，从而使得胃内pH值一直维持在比较高的水平。出血停止后可改用口服奥美拉唑20mg，每日1~2次，疗程4周；也可改用雷尼替丁150mg，每日2次，口服。质子泵抑制剂尚有兰索拉唑、泮托拉唑等，均可使用。

4.降低门脉压力药物：

1）血管收缩剂：此类药物使内脏动脉收缩，减少流入门静脉系统的血流量，从而降低门脉压（即针对门静脉高压形成的"前向血流"学说的功能性因素），使出血处血流量减少，为促进凝血过程创造条件达到止血目的。这些药物不仅对食管静脉曲张破裂出血（EVB）有效，对消化性溃疡、急性胃黏膜病变、贲门黏膜撕裂症等所致大出血同样有效。

（1）加压素及其衍生物：垂体后叶素（加压素）常用量为0.2U/min，无效时可增加至0.4~0.6U/min，止血以后0.1U/min维持12h，甚或达24h停药。剂量超过0.8U/min，疗效不再增加，反而增加不良反应。由于该药能减少冠状动脉血流量，易诱发心绞痛甚至急性心肌梗死，且使肠胃平滑肌收缩而致腹痛，故主张并用血管扩张剂如硝酸甘油、硝普钠等以减少不良反应，且在降低门脉压力方面尚有协同作用。

可利新（三甘氨酰基赖氨酸加压素）为人工合成的长效加压素类似物，开始剂量为2mg缓慢进行静脉注射（超过1min），同时观测血压及心率的变化。维持剂量为每4h静脉给药1~2mg，延续24~36h，直至出血得到控制。

（2）生长抑素及其衍生物：生长抑素能抑制生长激素和许多胃肠道激素分泌，还可使内脏血流量减少和门静脉压降低，而不影响全身血流动力学改变。因具高度选择性，常规剂量下不会引起心肌缺血等不良反应，且不增加患者痛苦，故有人认为其可取代血管升压素，成为治疗EVB的第一线药物，但其缺点为价格昂贵。此外，该药尚能有效抑制胃酸、胃蛋白酶、胃泌素的分泌，促进黏膜修复等作用，故该药尚可用于非EVB的患者。

十四肽生长抑素施他宁用法为首先缓慢静脉注射250μg，作为负荷剂量，而后立即进行250μg/h静脉微泵维持或静脉滴注给药（因其血中半衰期仅1~3min）。当大出血被止住以后（一般在12~24h内），治疗应继续进行48~72h，以防再次出血，一般疗程5 d。

奥曲肽为生长抑素衍生物，又称奥曲肽，由于其半衰期长，约90 min，故尚可行肌内或皮下注射。用法为一般应用首剂100～200 μg静脉注射后，25 μg/h静脉维持，也可每6～8 h注射100 μg，每日400～600 μg，必要时首日剂量可增加至800 μg。

原则上该类药物不做长期维持治疗，出血控制后应选择其他降低门脉压力的药物或做硬化剂注射。

（3）普萘洛尔：该药的应用是药物预防门静脉高压合并EVB的一大进步。其作用机理为非选择性β受体阻滞剂，使心率减慢，减低心排血量，同时使内脏血管收缩，从而降低门脉压力。有人认为普萘洛尔在出血期间不宜应用，以免影响出血期间的心率监测从而影响间接推测出血情况，如与三腔二囊管压迫合用（可直接观测出血情况）无此顾忌，但尚需在补足有效血容量的前提下使用。普萘洛尔一般用于预防首次EVB或血止后EVB的再发生。普萘洛尔用量目前仍按Lebrec模式，使静息心率减慢25%（不低于55次/min）作为有效剂量，可从10 mg开始，以后根据心率增为20 mg，每日3次，或40 mg，每日2次，最大剂量可达每日160 mg。常见不良反应为阳痿、乏力、气道痉挛、肝功能损害显著者可诱发肝性脑病。

2）血管扩张剂：此类药物是通过拮抗或结合门静脉系统血管床的受体，使门脉系统的血管阻力降低，从而降低门脉压力以利止血，即针对门静脉高压形成的"后向血流"学说的功能性因素。

（1）硝酸甘油：通常以硝酸甘油10 mg加生理盐水400 mL，静脉滴注，15～20滴/min，亦可每30 min舌下含服0.6 mg直至6 h。一般多与垂体后叶素合用，可以逆转后者的不良反应。

（2）α受体阻滞剂：有报道单独用酚妥拉明其疗效不亚于垂体后叶素，剂量为20～40 mg加入5%的葡萄糖注射液250～500 mL，20～40滴/min，静脉滴注。由于该药半衰期短，停药后门脉压可反跳，故宜在停用时口服哌唑嗪，以防近期再出血。此外，能使外周血管阻力降低，故血容量不足者宜禁用。

（3）钙通道阻滞剂：目前应用于治疗上消化道出血的该类药物有硝苯地平、维拉帕米、桂利嗪和粉防己碱，其剂量依次为20 mg、40 mg、50 mg、50 mg，每日3次。后两者尚有抗肝纤维化作用。

3）其他：醛固酮拮抗剂螺内酯抑制血浆及组织肾素-血管紧张素-醛固酮系统

（RAAS），减少肝硬化继发性高醛固酮血症引起门静脉高压，此外，尚有维持或增强硝基扩血管药及普萘洛尔降低门脉压的潜能。有报道显示，增加食管下括约肌张力的药物可减少曲张静脉的血流，多潘立酮比甲氧氯普胺更好，西沙必利片效果尚未见报道，值得进一步探讨。

（三）三腔二囊管压迫止血

适用于食管、胃底静脉曲张破裂出血，它是通过充气的气囊直接压迫出血处而达到止血目的。近年由于药物治疗和内镜治疗的进步，目前已不作为首选治疗的措施。

（四）内镜直视下止血

即用内镜到达出血部位直接止血的方法。随着内镜和局部用药的发展，内镜治疗已被广泛应用于临床。急性上消化道出血时，使用内镜既可明确出血部位，又可局部止血。根据消化内镜治疗学可将上消化道出血分为静脉曲张与非静脉曲张性上消化道出血，对于EVB可行内镜下食管曲张静脉硬化剂注射和内镜下食管曲张静脉套扎。硬化剂注射法是在出血的食管曲张静脉处注入可闭塞血管的硬化剂而达到止血目的，有套管法、气囊法、徒手法等不同的注射方法。内镜下食管曲张静脉套扎是在内镜下将出血部位吸起，将特制橡皮圈送至该处结扎血管。上述两种方法各有优劣，但目前止血率均可达到90%以上，是EVB的首选方法，对不能耐受麻醉的肝功能差的患者尤为适用。胃底静脉曲张出血止血剂以组织黏合剂laistoacryl为最理想，其止血成功率为95%～100%。对于非静脉曲张性上消化道出血的内镜治疗近年来开展的有内镜下药物喷洒法、局部注射法、止血夹子法、缝合止血法、激光照射法、微波凝固法、冷冻止血法、热探头凝固法及高频电凝止血等方法。可根据患者、医院条件选用。

（五）介入治疗

近些年来，随着介入放射学的兴起和发展，介入治疗已逐步成为消化道出血继内外科治疗的第三大治疗手段。

1.上消化道动脉性出血的介入治疗：在血管造影明确显示出血部位和程度的基础上可行持续动脉注射法：通常垂体后叶素0.2～0.4U/min注射，一般注射24～48h。如动脉药物灌注无效，可利用栓塞剂的机械性闭塞作用以及继发性形成血栓来达到止血目的。常用栓塞剂有吸收性明胶海绵、不锈钢圈、自身凝血块及无水乙醇等。

2.上消化道静脉性出血的介入治疗，以EVB为代表目前主要有如下两种方法：

（1）脾动脉栓塞术：目前部分性脾栓塞已成为替代外科脾切除术的一种有效的治

疗方法。其原理是通过部分阻塞脾动脉，减少脾动脉血流，降低门脉压力来达到止血目的。栓塞剂有吸收性明胶海绵、不锈钢圈、自身凝血块等。常见并发症有发热、腹痛、胸腹腔积液及脾脓肿等。

（2）经颈静脉肝内门腔静脉内支架分流术（TIPS）：其作用原理是经颈静脉—下隙静脉—肝静脉入路，在肝内肝静脉和门静脉之间建立一条人工分流道，并借助于置入的金属内支架的支撑用来保持分流道的通畅，从而使部分门脉血流分流人体循环，达到降低门脉压、防治食管胃底静脉曲张或破裂出血的目的。对有活动性出血者和伴有明显食管胃底静脉曲张者，可同时经TIPS入路对胃冠状和胃短静脉及食管胃底静脉进行硬化闭塞治疗。该法尤其适用于保守治疗无效、不宜手术分流、肝功能C级的EVB的急诊治疗。但该法目前中远期疗效尚不理想，主要原因是肝内分流道狭窄及闭塞的发生，其他并发症尚有肝性脑病、穿刺损伤、支撑管脱落等，有待进一步完善。

（六）外科治疗

先行内科保守，后考虑手术是消化道大出血最理想的治疗程序。但如出血凶猛、出血不止或不易制止、危及患者生命则应及早手术。如有以下情况者应考虑手术：

1.胃、十二指肠溃疡出血　①急性大出血，经输血补液后血压不稳定，病情不改善者；②合并穿孔、幽门梗阻或疑有恶变；③有反复多次出血史。

2.急性胃黏膜病变　出血经积极的内科保守处理仍不能止血，或短期内反复大出血。

3.食管、胃底静脉曲张破裂出血在采取了一系列非手术综合抢救措施无效时，或反复出血，肝功能及全身状况能耐受手术者。

4.消化道癌出血。

5.胆道出血。

（七）其他治疗。

如原发病及并发症治疗。

第三节　胃食管反流病

【概述】

胃食管反流病，是指胃、十二指肠内容物反流入食管引起反酸、胃灼热等症状，并可导致反流性食管炎以及口、咽、喉、气管等食管以外的组织损害。胃食管反流病是消化系常见病，在西方人群中7%～15%胃有食管反流症状。2020年上海地区成年人胃食管反流相关症状发生率为7.68%，胃食管反流病患病率高达3.86%。约半数胃食管反流病患者内镜下可见食管黏膜充血、水肿、糜烂、溃疡等炎性改变称反流性食管炎；而约另一半的胃食管反流病患者内镜下无反流性食管炎表现，这类胃食管反流病称为内镜阴性的胃食管反流病。

【病因】

胃食管反流病是由多种因素造成的消化道动力障碍性疾病，存在酸或其他有害物质如胆酸、胰酶等的食管反流。胃食管反流病和反流性食管炎的发病主要是抗反流防御机理下降和反流物对食管黏膜攻击作用的结果。包括，①抗反流屏障减弱：食管下端括约肌（LES）功能障碍，压力下降，一过性LES松弛（TLESR）和食管裂孔疝等；②食管体部清除能力下降：食管收缩幅度降低，无蠕动性收缩发生率增加，唾液分泌减少；③食管壁抵抗力下降：上皮前、上皮层和上皮后屏障功能降低；④胃十二指肠功能失调：胃排空延迟、胃酸分泌增多、十二指肠胃反流和胆汁反流等。近来发现酸与胆汁反流共同参与食管黏膜的损伤，且食管损伤程度越重混合反流发生的比例越高。

反流性食管炎的基本病理改变是：①食管鳞状上皮增生，包括基底细胞增生超过3层和上皮延伸；②黏膜固定层乳头向表面延伸，达上皮层厚度的2/3，浅层毛细血管扩张、充血或（及）出血；③上皮层内中性粒细胞和淋巴细胞浸润；④黏膜糜烂或溃疡形成，炎细胞浸润，肉芽组织形成和（或）纤维化；⑤齿状线上＞3 cm出现Barrett食管改变（Barrett食管是指食管与胃交界的齿状线2 cm以上出现柱状上皮取代鳞状上皮，是食管腺癌的主要癌前病变）。

【临床表现】

（一）典型症状

1.胃灼热：为常见症状，是胃内反流物对食管上皮下感觉神经末梢的化学性刺激所致。多为上腹部或胸骨后的一种温热感或烧灼感。胃灼热程度与病变程度不一定相关，如并发Barrett食管，即使反流严重一般也无胃灼热症状。食管黏膜因慢性炎症而增厚或瘢痕形成，感觉减退，胃灼热症状反而减轻。食管炎形成管腔狭窄后，亦可阻止反流，使胃灼热症状减轻。

2.胸痛：近年来，胸痛作为常见症状，已被临床重视。疼痛位于胸骨后、剑突或下腹部，常放射到胸、背、肩、颈、下颌、耳和上肢，向左臂放射较多。胃食管反流病和原发性食管运动功能紊乱均可致胸痛，统称为食管源性胸痛，易与心绞痛相混淆。

3.吞咽困难：为常见症状。早期为间歇性，由炎症刺激引起食管痉挛所致；晚期吞咽困难进行性加重，因食管炎症、溃疡致瘢痕形成，造成管腔狭窄。

4.返酸、反食：为胃食管反流病的主要症状之一。患者常有反酸、打嗝，于餐后、躯体前屈或卧床休息时有酸性液体或食物反流至咽部或口腔。也可在熟睡时反流物吸入气道，引起呛咳、气喘，甚至窒息感。

（二）不典型症状

1.咽喉部症状：部分患者可出现咽部异物感、发音困难、咳嗽、癔球感、喉痛、经常清喉和声音嘶哑等。

2.肺部症状：其发生率为40%～60%，可有呛咳、哮喘样发作、吸入性肺炎、肺不张、肺脓肿和肺间质纤维化等。对难以解释的慢性咳嗽、反复发作肺炎的患者，应疑有胃食管反流可能。

（三）并发症

1.出血和穿孔反流性食管炎：患者常有轻度出血及间歇性大便潜血阳性。急性大出血者少见。并发Bartett食管的深溃疡，可引起大量出血，并有不同程度的贫血。严重反流性食管炎可并发穿孔。

2.食管狭窄：8%～10%的严重反流性食管炎患者将发展成食管狭窄，若伴有Barrett食管运动功能障碍，则更易发展至食管狭窄。早期吞咽困难为间歇性发作，晚期吞咽困难为进行性加重，若进食稍快，可引起返食，甚至进流食也困难。

3.Barrett食管：长期反流物刺激，下段食管鳞状上皮可化生为柱状上皮，是食管腺癌的主要前病变，其腺癌发生率较正常人高30～50倍。

4.Delhunty综合征：由于酸性胃内容物经食管反流至喉部，所引起的声音嘶哑、慢性喉炎及环状软骨炎、气管炎等。

【辅助诊断】

（一）食管吞钡X线检查

对早期胃食管反流病并不敏感，假阴性较多。但若出现管腔狭窄等并发症时帮助较大并可排除食管癌等其他食管疾病。

（二）内镜检查

是诊断反流性食管炎的最准确的方法，并能判断反流性食管炎的严重程度和有无并发症，结合活检可与其他原因引起的食管炎和其他食管病变进行鉴别。

1.反流性食管炎的内镜特征：食管炎是一组织学的诊断，在炎症情况下，内镜检查可见黏膜发红、粗大、表面有炎性渗出物，食管黏膜脆性增加，触之易出血，齿状线模糊，食管黏膜血管紊乱；较严重的病例黏膜上皮脱落、坏死，形成出血点、糜烂，乃至溃疡；重度食管炎可出现食管狭窄及Bartett食管。

2.反流性食管的内镜分类，反流性食管炎分类方法繁多，常用的有如下几种：

（1）洛杉矶分类法：A级，病灶局限于食管黏膜皱襞，直径<0.5cm；B级，病灶仍局限于食管黏膜皱襞，相互不融合，但直径>0.5cm；C级，病灶在黏膜顶部相融合，但不环绕整个食管壁；D级，病灶相融合，且范围>75%的食管壁。

（2）烟台会议分类法：1999年8月由中华医学会消化内镜学会召开的全国反流性食管病研讨会上，对洛杉矶分类提出了适合国情的改良分类法。其内镜分级如下：0级，正常（可有组织学改变）；Ⅰ级——点状或条状发红、糜烂，无融合现象；Ⅱ级——有条状发红、糜烂，并有融合呈全周性，或溃疡；Ⅲ级——病变广泛，发红、糜烂融合呈全周性，或溃疡。

（三）食管滴酸试验

在滴酸的过程中，出现胸骨后疼痛或胃灼热的患者为阳性，且多于滴酸的最初15min内出现，表明有活动性食管炎的存在。

（四）24h食管pH监测

该法为目前诊断有否胃食管反流最好的定性和定量检查方法，对于内镜检查无食管炎，但有典型胃食管反流症状者及抗反流疗效检查时尤其有价值。正常食管内pH为5.5~7.0，当pH<4时被认为是酸反流的指标。食管内pH监测的指标为：①24h食管内pH<4所占时间百分比；②食管pH<4的发生次数；③pH<4且持续5min以上的次数；④pH<4的最长时间；⑤反流指数即Demeester计分。

（五）食管胆汁动态监测

可得到十二指肠胃食管反流（DGER）的频率和量，从而对胃食管反流病做出正确的评价。

（六）核素胃食管反流检查

是胃食管反流的定量检查方法，能同时检测反流次数、反流量及食管的清除功能。对具症状者胃食管反流阳性检出率90%，并能够发现反流物吸入肺，且属非侵入性。此法接近生理状态，操作简单，特别适用于儿童。

（七）食管测压

可测定LES的长度和部位、LES压、LES松弛压、食管体部压力及食管上括约肌压力等。LES静息压为0.79kPa（10~30mmHg），<1.33kPa（10mmHg）即有食管括约肌关闭不全的可能，如LES压<1.33~3.99kPa（6mmHg）易导致反流。

（八）食管黏膜电位差检查

当食管黏膜完整时，黏膜电位差为（—15~—12）mV，当食管黏膜有炎症存在时，黏膜电位差减弱或消失；而合并Barrett食管时，食管黏膜电位差增高。

（九）治疗试验（质子泵试验）

由于胃食管反流病主要症状是由酸反流引起，因而应用强烈抑酸剂（如奥美拉唑20mg，每日2次，连服1周）后，症状会迅速消失。诊断正确率为75%，特异性达92%。但此试验仅适用于40岁以下无报警症状的患者。

【诊断】

（一）诊断依据

胃食管反流病诊断主要依据为：①典型症状；②内镜证实有食管炎表现；③食管功能检查有酸和（或）胆汁反流的表现；④质子泵抑制剂治疗实验阳性。上述4项如①+④项阳性临床可诊断胃食管反流病；①+②、①+③或①+②+③项阳性可基本确诊为胃食管反流病。

（二）鉴别诊断

胸痛应与冠心病、心绞痛鉴别；反酸须与消化性溃疡或反流样功能性消化不良鉴别；内镜下重度食管炎、食管狭窄应与食管癌鉴别。

【治疗】

多采用内科治疗，治疗原则为：①减少胃食管反流；②减低反流液的酸度；③增强食管清除力；④保护食管黏膜。

（一）改变生活方式

这是胃食管反流病的基本治疗方法。包括：①改变体位，餐后保持起立，避免用力提物，勿穿紧身衣服，睡眠时抬高床头 15～20cm；②戒烟和停止过量饮酒；③改变饮食成分和习惯，减少每餐食量或酸性食物，控制脂肪、巧克力、茶、咖啡等食物，睡前勿进食，控制体重；④避免服用促进反流的药物，包括抗胆碱能药物、茶碱、地西泮、钙通道阻滞剂等。

（二）药物治疗

1.H_2受体拮抗剂（H_2RA）：适用于轻、中症患者。用法为西咪替丁每日 800～1 000mg，分 4 次服；雷尼替丁每日 300mg，分 2 次服；法莫替丁每日 40mg，分 2 次服；疗程 6～8 周，症状缓解不理想者应全剂量持续 12 周。据研究，H2受体拮抗剂治疗6～8 周大约能缓解 50% 患者的反流症状，内镜检查可见 31%～88% 的患者有不同程度改善。

2.质子泵抑制剂（PPI）：为壁细胞膜中质子泵 H^+-K^+-ATP 酶抑制剂，能有效、持久地抑制胃酸分泌，适用于症状重、有严重食管炎的患者。常用药物包括：奥美拉唑 20mg，兰索拉唑 30mg，泮托拉唑 40mg，每日 1～2 次，疗程 6～8 周。质子泵抑制剂治疗反流性食管炎症状消失迅速，8 周治愈率达 74%～96%，明显高于 H_2 受体拮抗剂。近年来发现，雷贝拉唑和埃索美拉唑对食管溃疡或糜烂的愈合速度优于雷尼替丁或奥美拉唑。

3.抗酸药：仅为症状轻、间歇发作的患者做临时缓解症状之用。

4.促胃肠动力药：可改善食管和胃动力，增加 LES 张力，增强食管清除功能，增加胃排空。常用的促胃肠动力药如下：

（1）甲氧氯普胺：不仅能特异性抑制 D_2 受体，还能刺激肠神经丛释放乙酰胆碱而促进胃肠动力，提高 LES 压力，但不影响食管收缩。用法为 10mg，每日 3 次。不良反应有失眠、焦虑、震颤、迟发运动障碍等。

（2）多潘立酮：为周围多巴胺受体拮抗剂，能提高 LES 压力，促进食管蠕动。用法为 10～20mg，每日 3 次。10%～15% 的女性患者可引起乳房增大、闭经及溢乳。

（3）西沙必利：为 5-HT_4 受体拮抗剂及 5-HT_4 受体激动剂，通过刺激肠肌间神经丛释放乙酰胆碱，提高 LES 压力，加强食管蠕动收缩，促进胃排空及改善胃十二指肠协调性。用法为 5～10mg，每日 3 次，餐前服用。与大环内酯类药抗生素、抗真菌药氟康唑等服用会发生严重的快速性心律失常，甚至导致死亡，对不稳定缺血性心脏病患者应慎用。老年人或有心脏疾病患者使用 5-HT_4 受体激动剂时应密切观察注意心脏不良反应。

（4）莫沙必利：作用机理与西沙必利相似，用法为5mg，每日3次。

（5）左舒必利：疗效优于西沙必利，用法为25mg，每日3次。

（6）红霉素：为胃动素激动剂，能提高餐后LES压力，改善胃排空。推荐剂量为每日250mg。

5.黏膜保护剂

（1）硫糖铝：可与糜烂、溃疡面上带正电荷的蛋白结合，形成一层带电荷的屏障，这层屏障还可吸附胆盐、胃蛋白酶及胃酸，阻止黏膜被消化。用法1.0g，每日4次。

（2）铝碳酸镁：能结合反流的胆酸，减少其对黏膜的损伤，并能作为物理屏障黏附于黏膜表面。

（3）铋剂：可能有一定疗效。常用有枸橼酸铋钾120mg，每日4次；得乐110mg，每日4次；果胶铋（维敏）100mg，每日4次。

（4）麦滋林：用法为0.67g，每日3次。

（5）双人面蒙托石散：病患者在停止治疗后第1年内复发，复发率与初次食管炎的严重程度和愈合情况有关，因而炎症愈合后仍需用药维持治疗。

（三）外科治疗

抗反流手术的方式是不同术式的胃底折叠术，可阻止胃内容物反流入食管，但外科手术需持慎重态度，应权衡利弊。手术指征为：①经内科积极治疗症状和食管炎仍很严重；②经久不愈的Barrett溃疡及出血者，特别是合并有不典型增生者；③经扩张治疗后仍反复发作的食管狭窄；④合并有明显的食管裂孔疝；⑤青年人需长期大量用药物治疗者；⑥确诊有反流引起的严重呼吸道疾病；⑦过去抗反流手术失败者。

第四节　消化性溃疡

【概述】

消化性溃疡因溃疡的形成和发展与胃液中胃酸和胃蛋白酶的消化作用有关，故由此而得名。它发生在与胃酸接触的部位如胃和十二指肠，也可发生于食管下段，胃空肠吻合口附近及Meckel憩室。95%～99%的消化溃疡发生在胃或十二指肠，故又分别称为胃溃疡或十二指肠溃疡。消化性溃疡是一种常见病。流行病学调查表明，人口中约有10%在其一生中患过本病。本病发病率在不同时期、不同国家存在着差异，同一国家的不同地区也有差别。其原因尚未完全阐明，可能与种族、遗传、地理环境、气候以及饮食习惯等因素有关。

【病因】

消化性溃疡的发病机理较为复杂，迄今尚未完全阐明。一般认为是胃、十二指肠局部黏膜损害（致溃疡）因素和黏膜保护（黏膜屏障）因素之间失去平衡所致，当损害因素增强和（或）保护因素削弱时，就可出现溃疡，这是溃疡发生的基本原理。目前认为消化性溃疡是一种多病因疾病。各种与发病有关的因素如胃酸、胃蛋白酶、幽门螺杆菌（Hp）、遗传、体质、环境、饮食、生活习惯、神经精神因素等，通过不同途径或机理，导致上述侵袭作用增强和（或）防护机理减弱，均可促发溃疡发生。

（一）幽门螺杆菌

目前认为Hp和消化性溃疡的发生密切相关，是引起消化性溃疡的重要病因。我国自然人群的Hp感染率为40%～60%，胃溃疡患者为70%～80%，十二指肠溃疡患者为90%～100%。Hp根除后不仅可使溃疡愈合，而且还能显著降低溃疡的复发率。Hp感染引起消化性溃疡的主要机理为：①Hp借助其外层的植物血凝素选择性地黏附于胃黏液层、黏膜上皮细胞表面以及十二指肠的胃化生区，同时释放尿素酶、可溶性蛋白酶、磷脂酶A2以及空泡毒素等毒性因子，它们能强有力地破坏胃黏膜屏障，导致氢离子的反渗，最终引起消化性溃疡；②Hp感染后，宿主的免疫应答介导了黏膜损害，Hp感染能促使胃和十二指肠黏膜分泌多量的具有趋化多形核白细胞作用的白细胞介素8，于是黏膜层内具有多量的多形核白细胞浸润，在多形核白细胞吞噬Hp的过程中，释放出具有黏膜损害作用的溶酶体酶和氧自由基；③Hp感染可破坏胃黏膜上皮细胞，使生长抑素产生减少，胃泌素分泌亢进，胃酸分泌增多，最终引起消化性溃疡，尤其是十二指肠溃疡。

（二）胃酸分泌过多

十二指肠溃疡患者胃黏膜壁细胞的总数是正常人的1倍以上，其基础胃酸排泌量（BAO）以及最大胃酸排泌量（MAO）均明显高于正常人。胃酸分泌过多在十二指肠溃疡的发病中起重要作用。

（三）胃十二指肠黏膜防御机能

正常人胃十二指肠黏膜具有抵御多种外来致病因素的功能。它包括黏液分泌、黏膜屏障完整性、丰富的黏膜血流以及上皮细胞的再生。胃黏液中含有黏蛋白及一定浓度的重碳酸盐，它们和胃黏膜屏障一起能阻止氢离子逆弥散，同时亦可使黏膜免受化学性和机械性刺激的损伤，一旦这种保护作用减弱，则有可能发生消化性溃疡。

（四）药物因素

非甾体抗炎药（NSAID）、肾上腺糖皮质激素以及某些抗癌药等具有致溃疡作用。调查发现风湿性关节炎患者服用非甾体抗炎药一年后，胃溃疡的患病率为11%～12%。服用阿司匹林后，患胃溃疡和十二指肠溃疡的相对危险度分别为4.7和1.2，溃疡出血的相对危险度为3.0，危险性大小与药物剂量大小、疗程以及个体对药物的敏感性等因素相关。非甾体抗炎药引起溃疡机理为：①抑制前列腺素的合成；②抑制胃黏液以及胃十二指肠黏膜碳酸氢盐的分泌，从而削弱黏液—碳酸氢盐屏障；③通过抑制氧化亚氮的合成，从而减少胃十二指肠黏膜血流；④抑制溃疡边缘黏膜上皮细胞的再生。

（五）胃十二指肠动力障碍

胃排空延缓以及肠液反流在胃溃疡的发生中起一定作用。十二指肠溃疡患者的胃排空尤其是液体排空较正常人快，致使十二指肠球部的酸负荷加大，造成黏膜损害。同时，十二指肠的消化间期运动延长，食糜和胃酸等刺激因素和它的接触时间延长，两者协同导致十二指肠溃疡的发生。因此，胃十二指肠运动的失协调也参与了十二指肠溃疡的发生。

（六）遗传因素

遗传因素在消化性溃疡发展中可能起一定作用，消化性溃疡的发生是由遗传和非遗传因素协同综合累积的结果。

（七）环境因素

消化性溃疡好发于秋冬以及冬春之交。咖啡、浓茶、烈酒、过热和过冷等食品均增加溃疡病的发生率。吸烟者消化性溃疡的发生率较不吸烟者高2倍，而且吸烟增加溃疡病的并发症，影响溃疡的愈合以及促进溃疡复发，其原因可能是：①刺激胃酸以及胃蛋白酶原分泌；②减少胃十二指肠黏膜的血流和抑制前列腺素的合成；③影响幽门括约肌功能而导致十二指肠液反流。这些均提示环境因素在消化性溃疡的发展中也起一定的协同作用。

（八）精神因素

失业、离婚以及战争等精神创伤和长期精神紧张均能影响神经内分泌系统，导致胃酸分泌增多以及削弱胃十二指肠黏膜屏障，最终发生消化性溃疡。

【临床表现】

多数消化性溃疡患者具有典型临床表现。症状主要特点是：慢性、周期性、节律性上腹痛，体征不明显。部分患者（10%～15%）平时缺乏典型临床表现，而以大出血、急性穿孔为其首发症状，称为无痛性溃疡。

（一）症状

1.上腹痛　是消化性溃疡的主要症状。

产生的机理为：①溃疡及其周围组织的炎症病变可提高局部内脏感受器的敏感性，使痛阈降低；②局部肌张力增高或痉挛；③胃酸对溃疡面的刺激。

溃疡疼痛的特点是：①慢性经过。除少数发病后就医较早的患者外，多数病程已长达数年、十数年或更长时间。②周期性。除少数（10%～15%）患者在第一次发作后不再复发，大多数反复发作，病程中出现发作期与缓解期互相交替。反映了溃疡急性活动期、逐渐愈合、形成瘢痕的溃疡周期的反复过程。发作期可达数周甚至数月，缓解期可长至数月或数年。发作频率及发作与缓解期维持时间，因患者的个体差异及溃疡的发展情况和治疗效果及巩固疗效的措施而异。下列诱因如季节（秋末或冬天发作最多，其次是春季）、精神紧张、情绪波动、饮食不调或服用与发病有关的药物等而诱发，少数患者也可无明显诱因。③节律性。溃疡疼痛与胃酸刺激有关，临床上疼痛与饮食之间具有典型规律的节律性。胃溃疡疼痛多在餐后半h出现，持续1～2h，逐渐消失，直至下次进餐后重复上述规律。十二指肠溃疡疼痛多在餐后2～3h出现，持续至下次进餐，进食或服用制酸剂后完全缓解。腹痛一般在午餐或晚餐前及晚间睡前或半夜出现空腹痛及夜间痛，疼痛时服制酸剂或稍进食可缓解。胃溃疡位于幽门管处或同时并存十二指肠溃疡时，其疼痛节律可与十二指肠溃疡相同。当疼痛节律性发生变化时，应考虑病情发展加剧或出现并发症。④疼痛的部位。胃溃疡疼痛多位于剑突下正中或偏左，十二指肠溃疡位于上腹正中或偏右。疼痛范围一般较局限，局部有压痛。内脏疼痛定位模糊，不能以疼痛部位确定溃疡部位。若溃疡深达浆膜层或为穿透性溃疡时，疼痛因穿透部位不同可分别放散至胸部、左上腹、右上腹或背部。⑤疼痛的性质与程度。溃疡疼痛的程度不一，其性质视患者的痛阈和个体差异而定。可描述为饥饿样不适感、钝痛、嗳气、压迫感、灼痛或剧痛和刺痛等。

2.其他。伴随症状嗳气、反酸、胸骨后烧灼感、流涎、恶心、呕吐、便秘或体重下降等。部分患者有失眠、多汗等自主神经功能紊乱症状。

（二）体征

活动期可有上腹部压痛，与疼痛部位一致。并可在背部第10～12胸椎段后椎旁压痛，胃溃疡偏左侧，十二指肠偏右侧。缓解期可无明显体征。后壁溃疡穿孔可有明显背部压痛，出血时可见皮肤及结膜苍白。

（三）特殊类型的消化性溃疡

1.无症状性溃疡：15%～25%的消化性溃疡患者可无上腹部疼痛等临床表现，因其他疾病做内镜检查或X线钡餐检查时偶然发现，或当发生出血或穿孔等并发症时甚至于尸解时发现有溃疡的存在。其特点：①老年人居多，女性多于男性；②多有服用非甾体抗炎药病史；③常合并肝硬化、梗阻性黄疸、肺气肿和糖尿病等全身疾病；④以十二指肠溃疡居多，溃疡直径多＜1cm；⑤并发症发生率高达52%～87%，以出血和穿孔多见。

2.球后溃疡：约占十二指肠溃疡的5%。其特点为：①青壮年人多见；②症状与典型的十二指肠溃疡相同，但疼痛更严重而顽固，夜间痛和背部放射更多见；③常发生在十二指肠乳头的近端，常与球部溃疡同时存在；④并发症发生率高，出血率比一般球部溃疡高约3倍；⑤溃疡以后壁多见，常为单发，溃疡直径多＜1cm。球后溃疡常易漏诊，对有典型而严重的十二指肠溃疡表现的患者，经钡餐透视及内镜检查未发现球部溃疡时，应注意观察十二指肠降部，防止漏诊。

3.幽门管溃疡：极似十二指肠溃疡，伴有高胃酸分泌，但疼痛性质多变，大多为不典型疼痛，餐后立即出现疼痛，持续时间长。出血机会多，常有呕血和（或）黑便。幽门梗阻出现早，恶心、呕吐多见。病程较长，内科治疗效果差。

4.老年人溃疡：随年龄的增长，胃溃疡及十二指肠溃疡的发病率逐渐增高。与年轻人相比，老年人消化性溃疡的特点为：①十二指肠溃疡/胃溃疡的比例、男女比例呈下降趋势；②病程长，半数＞10年，服用非甾体抗炎药、Hp感染和吸烟在发病中占重要作用；③症状多不典型，或无症状，或以并发症为首发症状。疼痛多无规律，食欲不振、恶心、呕吐、体重减轻、贫血等症状较突出；④并发症多，上消化道出血和穿孔是常见的并发症；⑤伴随病发生率高，常伴有高血压、缺血性心脏病、肝硬化、慢性支气管炎、肺气肿、脑血管病、糖尿病和类风湿病等。

5.巨大溃疡：一般指胃溃疡的直径＞2.5cm，十二指肠溃疡的直径＞2.0cm。疼痛常严重而顽固，范围较广泛，伴体重减轻，低蛋白血症（与溃疡面蛋白渗出有关），大出血及穿孔较常见。内科治疗无效者比例较高。

（四）并发症

1.上消化道出血：出血量＞1 000mL见于10%～25%的患者，溃疡出血是急性上消化道出血的常见原因，在国内5 191例急性上消化道出血的病因分析中占48.7%。患者多有反复发作病史，10%～15%患者从无溃疡病史，而以大量出血为首发症状。典型病例出血前1～2周常有上腹痛加剧，出血后疼痛减轻或消失。可能与出血后溃疡局部肿胀炎症现象减轻及溃疡创面被血痂覆盖与胃酸隔离有关，但亦有毫无出血先兆者。对于明显溃疡病史或诊断不易确立者，如病情允许应争取在24～48h内进行急诊纤维胃镜检查，以便及时明确诊断以确定治疗措施。内镜诊断准确率可达90%以上。

2.穿孔：1%～5%的患者可急性穿孔，是消化性溃疡最严重的并发症之一，据住院患者统计，急性穿孔占溃疡住院患者18%。发生游离穿孔以胃窦小弯及十二指肠球部前壁溃疡多见，部分患者有饱餐、粗糙食物、腹压增加等诱因，溃疡急性穿孔后，胃、十二指肠内容物流入腹腔，导致急性弥漫性腹膜炎。临床表现为突然出现剧烈腹痛，持续而加剧，始于上腹逐渐蔓延至全腹，有时胃肠内容物沿肠系膜根部流向右下腹，致右下腹痛酷似急性阑尾炎穿孔。腹壁呈板样强直，有压痛及反跳痛等腹膜刺激征，半数患者有气腹征，肝浊音界消失。部分患者伴有休克症状，需与其他急腹症鉴别。约10%的患者在穿孔时伴发出血。

溃疡穿孔往往不大，其过程介于急慢性穿孔之间者，称为亚急性穿孔，临床症状不如急性穿孔剧烈，一般只引起局限性腹膜炎。

十二指肠球部后壁及部分胃窦后壁或小弯溃疡浸及浆膜层时，常与周围脏器或组织粘连然后才发生穿透，多穿入邻近脏器如胰腺等处，其发展呈慢性过程，称慢性穿透性溃疡。与急性穿孔不同，一般无急腹症表现，患者溃疡疼痛节律性消失，但较剧烈且顽固，常放散至背部，血清淀粉酶明显增高。

溃疡穿透形成瘘管者少见，十二指肠溃疡可穿入胆总管，胃溃疡可穿入十二指肠或横结肠。

3.幽门梗阻：十二指肠球部或幽门溃疡可引起反射性幽门痉挛或溃疡周围组织水

肿、炎症等均可导致不同程度的功能性幽门梗阻，经内科治疗随溃疡的好转而消失。如溃疡反复发作愈合后遗留瘢痕或粘连可造成器质性幽门梗阻。

患者多有长期溃疡发作史。并发幽门梗阻后使胃排空延迟，上腹胀满不适，上腹痛失去节律性，餐后加重，有时为绞痛，嗳气反酸、呕吐最为突出，多于晚餐后明显，吐物量大，有酸臭味并含有发酵的隔夜宿食，吐后上腹疼痛可暂时缓解。体征有上腹膨胀、胃型、蠕动波及震水音。可有营养不良、失水、低钾、低氯及代谢性碱中毒，严重者可合并肾源性氮质血症。本病需与胃癌等引起的幽门梗阻鉴别，洗胃后钡餐检查及纤维胃镜检查可资鉴别。

4.癌变：2%～3%的胃溃疡可发生癌变，以下几点应提高警惕：①经积极内科治疗症状不见好转，或溃疡迁延不愈者；②无并发症而疼痛节律性消失，对原有治疗有效药物失效；③体重减轻；④粪便潜血试验持续阳性者。有上述情况者，应进一步进行X线钡气双重造影、胃镜复查及黏膜活检以排除早期癌变。如仍不能做出结论应严密随访观察，直至溃疡愈合。

【辅助检查】

（一）X线钡餐检查

龛影是溃疡的直接征象，胃溃疡多在小弯侧突出腔外，球部前后壁溃疡的龛影常呈圆形密度增加的钡影，周围环绕月晕样浅影或透明区，有时可见皱襞集中征象。间接征象多系溃疡周围的炎症、痉挛或瘢痕引起，可见局部变形、激惹、痉挛性切迹及局部压痛点，间接征象特异性有限，十二指肠炎或周围器官（如胆囊）炎症，也可引起上述间接征象，临床应注意鉴别。

（二）内镜检查纤维及电子内镜检查

不仅可清晰、直接地观察胃、十二指肠黏膜变化及溃疡大小、形态，还可直视下刷取细胞或钳取组织做病理学和Hp检查。对消化性溃疡可做出准确诊断及良性、恶性溃疡的鉴别诊断。此外，还能动态观察溃疡的活动期及愈合过程。观察药物治疗效果等。内镜下溃疡可分为3个时期：①活动期（A_1，A_2）。溃疡基底部覆有白色或黄白色厚苔，溃疡边缘充血、水肿（A_1）。或充血、水肿消退，四周出现再生上皮所形成的红晕（A_2）。②愈合期（H_1，H_2）。溃疡缩小、变浅，苔变薄，黏膜皱襞向溃疡集中（H_1）；或溃疡几乎为再生上皮所覆盖，黏膜、黏膜皱襞更加向溃疡集中（H_2）。③瘢痕期（S_1，S_2）。底部薄白苔消失，溃疡面为瘢痕愈合的红色上皮（S_1），以后可不留痕迹或遗留白色瘢痕（S_2）。

（三）胃液分析

现多用五肽促胃液素或增大组胺胃酸分泌试验，分别测定基础胃酸排泌量（BAO）及最大胃酸排泌量（MAO）和高峰排泌量（PAO）。胃溃疡患者的胃酸分泌正常或稍低于正常，十二指肠溃疡患者则多增高以夜间及空腹时更明显。胃液分析的意义：①如BAO超过15mmol/h，MAO超过60mmol/h，或BAO/MAO比值＞60%，提示有促胃液素瘤的可能；②参考MAO结果，区别胃溃疡是良性或恶性，如系真性胃酸缺乏，应高度怀疑恶性溃疡；③MAO＞40mmol/h，有典型症状，提示活动性十二指肠溃疡。

（四）粪便隐血检查

溃疡活动期，粪隐血试验阳性，经积极治疗，多在1～2周内阴转。

（五）血清促胃液素测定

如怀疑有促胃液素瘤，应做此项检查。

（六）幽门螺杆菌检测

Hp感染的诊断已成为消化性溃疡的常规检测项目。

1.Hp感染的常用诊断方法

1）侵入性（需内镜检查活检）：①快呋塞米素酶试验；②病理染色（Warthin-Starry银染色、Giemsa、Gimenez或HE染色）；③黏膜涂片革兰染色；④培养；⑤聚合酶链反应（PCR）。

2）非侵入性：①^{13}C或^{14}C-尿素呼气试验（UBT）；②血清中抗HpIgG抗体。

2.Hp感染的科研诊断标准　Hp培养阳性或下列4项中任2项阳性者，诊断为Hp阳性。

1）Hp形态学（涂片、组织学染色或免疫组化染色）。

2）尿素酶依赖性试验［速尿素酶试验（RUT）、^{13}C或^{14}C-尿素呼气试验］。

3）血清学试验［酶联免疫吸附试验（ELISA）或免疫印迹试验等］。

4）特异的PCR检测。

Hp的流行病学调查可根据研究目的和条件，在上述试验中选择1项或2项。

3.Hp的临床诊断标准　下列2项中任1项阳性者，则诊断Hp阳性：

1）Hp形态学（涂片或组织学染色）。

2）尿素酶依赖性试验（呋塞米素试验、^{13}C或^{14}C-尿素呼气试验）。

4.Hp的根除标准抗Hp治疗停药至少4周后复查。

1）Hp形态学检查阴性。

2）尿素酶依赖性试验（呋塞米素试验、^{13}C或^{14}C–尿素呼气试验）阴性。

用于临床目的，选做1项即可；用于科研目的，需2项均阴性（需取活组织检查者，用于临床目的，取胃窦黏膜；用于科研目的，取胃窦和胃体黏膜）。

【诊断】

（一）了解病史

详细了解病史是诊断的基础。慢性病程，周期性发作及节律性上腹痛等典型表现是诊断消化性溃疡的重要线索。但消化性溃疡的确定诊断，尤其是症状不典型者，需通过钡餐X线和（或）内镜检查才能建立。

（二）鉴别诊断

1.功能性消化不良主要依据X线及内镜检查进行鉴别。

2.慢性胃、十二指肠炎内镜检查是主要的诊断和鉴别手段。

3.促胃液素瘤，亦称Zolinger-Ellison综合征，是胰腺非B细胞瘤分泌大量胃泌素所致，特点是高促胃液素血症，高胃酸分泌和多发性、难治性消化性溃疡。肿瘤往往很小（＜1cm）生长慢，半数恶性。因促胃液素过度刺激而使壁细胞增生，分泌大量胃酸，使上消化道包括空肠上段经常浴于高酸环境，导致多发性溃疡，以位于不典型部位（球后十二指肠降段和横段甚或空肠远段）为其特点。此种溃疡非常难治，常规胃手术后多见复发，且易并发出血、穿孔和梗阻。1/4～1/3病例伴腹泻。诊断要点是：①基础胃酸分泌过度，常＞15mmol/h，BAO/MAO＞60％；②X线检查常示非典型位置的溃疡，特别是多发性溃疡。伴胃内大量胃液和增粗的胃黏膜皱襞；③难治性溃疡，常规胃手术不奏效，术后易复发；④伴腹泻；⑤血清促胃液素＞500ng/L（正常＜100ng/L）。

4.胃癌：胃溃疡与溃疡性胃癌之区别极为重要，但有时比较困难。一些溃疡型胃癌在早期，其形态和临床表现可酷似良性溃疡，甚至治疗后可暂愈合（假愈），故有主张对所有胃溃疡患者都应进行内镜检查，在溃疡边缘做多点活检，明确溃疡的性质。

5.钩虫病：钩虫可引起十二指肠炎，发生出血，甚至出现黑粪，症状可酷似消化性溃疡。下列情况提示钩虫感染并上消化道出血：①农民尤其是菜农发生率高，出血前就有贫血，贫血程度与出血量不符；②出血以柏油样便为主，出血时间迁延，出血量多不大；③出血伴有无规律性腹痛，胃镜检查无特异性改变；④嗜酸性粒细胞增多；

⑤反复大便查找钩虫卵阳性；⑥按溃疡病和肠炎治疗无效，驱虫治疗迅速见效。

6.胃黏膜脱垂症：X线钡餐检查示十二指肠球部有"蕈样"或"伞状"缺损阴影。

7.胆囊炎及胆石症： 疼痛一般缺乏溃疡的节律性，往往因进食而发作，如有典型胆绞痛，莫菲（Mushy）征阳性，急性发作时常有发热及黄疸，胆囊造影、B超及经十二指肠镜逆行胰胆管X线造影（ERCP）可以确诊。

【治疗】

消化性溃疡治疗的目标是消除症状，促进愈合，预防复发及防治并发症。治疗原则需注意整体治疗与局部治疗相结合，发作期治疗与巩固治疗相结合。具体措施包括：

（一）一般治疗

将本病的基本知识介绍给患者，使其了解本病的发病诱因及规律，增强其对治疗的信心，积极配合治疗，建立规律的生活制度，避免发病与复发诱因。进易消化食物、少食多餐，注意饮食规律，一般不必严格食谱，但应避免粗糙、过冷过热和刺激性大的食物如辣椒、浓茶、咖啡和可乐等。急性活动期症状严重的患者可给流质或软食，进食次数不必过多，一般患者及症状缓解后可从饮食逐步过渡到正常饮食。戒烟、戒酒，饮酒能促进胃酸分泌和破坏胃黏膜屏障，对溃疡不利；吸烟能延迟溃疡的愈合，故应戒烟。避免使用损伤胃黏膜的非甾体抗炎药如阿司匹林、吲哚美辛和保泰松等。精神紧张、情绪波动时可用安定药如四氢帕马丁、氯氮 、地西泮或多塞平等以稳定情绪，解除焦虑，但不宜长期服用。

（二）药物治疗

1.降低胃内酸度：

（1）抗酸药：胃液pH 1.5～2时胃蛋白酶活性最强，胃液pH＞4时胃蛋白酶活性减弱或消失。抗酸药能结合或中和胃酸，减少氢离子的逆向弥散并降低胃蛋白酶的活性，缓解疼痛，促进溃疡愈合。抗酸药种类繁多，如碳酸钙、氧化镁、氢氧化铝、铝碳酸镁、三硅酸镁、氢氧化镁等。抗酸药剂型的效能以液体如凝胶、溶液最佳，粉剂次之，片剂又次之，后者宜嚼碎服用。用药时间是每次餐后1h和3h以及睡前各1次，每日可用药4～7次，疗程一般服6～8周或疼痛消失后再服2周。碳酸氢钠长期服用可致碱中毒，碳酸钙用量多时可引起高钙血症，久服还可引起肾损害。镁铝制剂易致低血磷综合征，出现食欲不振、软弱无力，甚至导致骨质疏松。氢氧化铝可致便秘，镁剂可致腹泻，故常将两种或多种联合或制成复方制剂使用，以增加治疗效果，减少不良反应。常用复方制剂有：复方氢氧化铝、铝镁合剂、胃疡宁、乐得胃、复方钙。抗胆碱能药：竞争性抑制节后胆碱能神经释放乙酰胆碱，从而抑制胃酸分泌，解除平滑肌和血管痉挛，有利于止痛及改善局部营养，还可延长制酸药物和食物的中和胃酸作用，适用于治疗十二指肠溃疡，但抗胆碱能药仅用于抗酸治疗的辅助治疗药物。

（2）常用抗胆碱能药有：颠茄（浸膏 $8 \sim 16\,mg$，酊剂 $0.5 \sim 1.0\,mL$）、阿托品（硫酸盐 $0.3 \sim 0.5\,mg$）、山莨菪碱（$5 \sim 10\,mg$）、溴丙胺太林（$15 \sim 45\,mg$）、格隆溴铵（$1 \sim 2\,mg$）、胃安（$0.5\,mg$）和胃欢（$15\,mg$）等。用法为餐前 $1\,h$ 及睡前各1次口服。为迅速解痉止痛，可用阿托品、山莨菪碱皮下注射。不良反应如口干、视力模糊、心律增快、排尿困难等。禁忌证有：反流性食管炎、幽门梗阻、近期溃疡出血、青光眼、前列腺肥大等。新抗胆碱能药哌伦西平抑胃酸分泌而无上述不良反应，认为是较好的治疗药物。用法为每日 $100\,mg$，分别于早、午餐前服 $25\,mg$，睡前服 $50\,mg$，4周为1个疗程，溃疡近期愈合率为 $70\% \sim 94\%$。

（3）H_2 受体拮抗剂：能与壁细胞 H_2 受体竞争结合，阻断组胺兴奋壁细胞的泌酸作用，是强有力的胃酸分泌抑制剂。

①西咪替丁：用法，$400\,mg$，每日2次。治疗剂量的西咪替丁可使 BAO 降低 $90\% \sim 95\%$，MAO 降低 $70\% \sim 75\%$，$4 \sim 6$ 周十二指肠溃疡愈合率 $70\% \sim 75\%$。6周胃溃疡愈合率 60%，延长疗程疗效可增加。不良反应：阻断脑细胞 H_2 受体，抑制大脑和网状激活系统功能；抗雄激素作用；抑制性T细胞的 H_2 受体，抑制 Ts 功能，增进淋巴细胞转化；心动过缓，房室传导阻滞；抑制肝细胞色素酶 P_{450} 活性，延缓如华法林、地西泮、氯氮等、吲哚美辛、普萘洛尔、茶碱、苯妥英钠等的清除；骨髓抑制，一过性血清转氨酶升高及血清肌酐轻度升高等。

②雷尼替丁：用法，$150\,mg$，每日2次。抑酸效果比西咪替丁强 $5 \sim 10$ 倍，且作用时间长。通过血脑屏障少，无中枢作用，无抗雄酮作用，不影响肾功能，对细胞色素酶 P_{450} 影响少。雷尼替丁对十二指肠溃疡的治疗效果与西咪替丁相似。

③法莫替丁：用法，$20\,mg$，每日2次。抑酸效果比雷尼替丁强7倍多，比西咪替丁强30倍以上，治疗十二指肠溃疡2周和4周的愈合率 64% 和 94%。对细胞色素酶 P_{450} 无影响，不良反应轻微，包括头痛、头晕、便秘、腹泻、口干、恶心、呕吐、腹胀和腹部不适等。

④尼扎替丁：用法，150mg，每日2次。口服后生物利用度＞90%，年老并不影响血浆半衰期，不影响细胞色素酶P_{450}，无内分泌作用。

⑤罗沙替丁：用法，75mg，每日2次。口服后吸收＞95%，生物利用度不受饮食及抗酸药影响，抑酸效果与雷尼替丁相同。

H_2受体拮抗剂虽然相对作用强度不一，但临床疗效无明显差异；治疗剂量每日2次给药或每晚1次给药溃疡愈合速度、症状缓解和安全性相同；H_2受体拮抗剂是相当安全的药物，不良反应总发生率＜3%，严重不良反应发生率低；镁和氢氧化铝抗酸剂可使西咪替丁、雷尼替丁及法莫替丁的生物利用度降低30%~40%；停药后均存在酸的反跳性分泌，使用时应注意。

（4）质子泵抑制剂（PPI）：治疗消化性溃疡的有效药物，其作用是通过抑制壁细胞分泌面的H^+-K^+-ATP酶，即质子泵，从而阻断了胃酸分泌的最后环节，制酸作用强大、持续时间长。

①奥美拉唑：口服后能在6h内有效地降低胃酸，能抑制24h胃酸分泌的90%。每日早晨口服20mg，不可咀嚼；对用其他治疗而不愈的患者，每日早晨口服40mg；十二指肠溃疡疗程通常2~4周；胃溃疡4~8周。每日20~40mg，早晨口服，4周后十二指肠溃疡和胃溃疡的愈合率90%~97%，明显优于H_2受体拮抗剂及前列腺素E，（PGE_2）、硫糖铝、胶体铋剂和大剂量抗酸剂的疗效。对H_2受体拮抗剂治疗6周无效的十二指肠溃疡患者，改用本品每日20mg，4周后愈合率80%，对H_2受体拮抗剂治疗＞3个月无效的胃溃疡，改用本品每日20mg，8周后愈合率71%，但治愈后易反复发作，1年内约有80%的患者复发。不良反应不多，偶见恶心、腹泻、便秘及气胀。可致轻度血清转氨酶一过性增高；引起间质性肾炎和肾衰竭、神经系统损害、内分泌系统不良反应和少见的过敏反应及自身免疫综合征等。

②兰索拉唑：作用机理和临床效能与奥美拉唑相同。用法30mg，每日1次。据报告每日30mg兰索拉唑治疗胃溃疡4周愈合率90.7%，十二指肠溃疡2周愈合率91.2%，无严重不良反应。

③泮托拉唑：新型质子泵抑制剂，主要在肝脏代谢，但与细胞色素P_{450}很少相互作用。用法每日早晨口服40mg，十二指肠溃疡疗程为2~4周，胃溃疡4~8周，疗效与奥美拉唑相似。临床应用偶有头晕、失眠、嗜睡、恶心、腹泻、便秘、皮疹、肌肉疼痛等症状。

质子泵抑制剂治疗中存在的问题：①长期抑酸可导致黏膜增殖旺盛，有可能发展为高促胃泌素血症；②动物实验有可能发生类癌，但人类未得到证实；③长期应用使胃处于无酸状态，有助于胃内细菌繁殖，有致癌物质增加的危险；④治疗原则是恢复胃的正常功能，过度抑酸为非生理状态。

2.黏膜保护药：

（1）硫糖铝：是硫酸化二糖（八硫酸蔗糖）的氢氧化铝盐，在酸性环境下有些分子的氢氧化铝根可离子化而与硫酸蔗糖复合离子分离，后者可聚合成不溶性带负电的胶体，能与溃疡面带正电的蛋白渗出物相结合，形成一保护膜覆盖溃疡面，促进溃疡愈合。此外，，硫糖铝还具有吸附胆汁酸和胃蛋白酶的作用，促进内生前列腺素的合成，并能吸附表皮生长因子（EGF），使之在溃疡处浓集，因此对十二指肠溃疡和胃溃疡均有较好的疗效。用法1g，每日4～5次。餐前服可与溃疡面相接触，硫糖铝不宜与食物、抗酸药或其他药物同服。

（2）铋剂：枸橼酸铋钾或枸橼酸铋钾在酸性环境下，可络合蛋白质形成一层保护膜覆盖溃疡面而促进溃疡愈合，可促进前列腺素分泌，与表皮生长因子形成复合物，抗Hp作用。有液体和片剂2种剂型，以液体为优。常用剂量240mg，每日2次，4周为1个疗程。铋剂不吸收，可使舌黑和粪便呈黑色，长期使用可致铋积蓄，但无短期应用发生中毒的报告。

（3）前列腺素E_2：抑制腺苷酸环化酶使CAMP水平降低，抑制基础胃酸分泌和胃泌素所引起的胃液分泌，治疗消化性溃疡有良好效果。此外，，对胃黏膜细胞保护作用，与非甾体抗炎药同用可减少或预防胃溃疡发生。常用制剂米索前列醇200μg，每日4次，4周为1个疗程。主要不良反应为腹痛、腹泻，孕妇忌用。

（4）醋氨基己酸锌：有机锌类抗溃疡药物，用法为300mg，每日3次，疗效与西咪替丁相似，无严重不良反应。

（5）替普瑞酮：促进胃液分泌，维持黏液层的正常结构和功能，促进黏膜上皮细胞修复和再生，主要用于胃溃疡和慢性胃炎患者。用法为50mg，每日3次，餐后30min内口服。

（6）麦滋林-S：主要用于治疗胃、十二指肠溃疡，急性和慢性胃炎，用法为0.67g，每日3次。

3.Hp感染的治疗　Hp感染的治疗应选择根除率高的治疗方案，以免引起Hp及其他细菌对抗生素的普遍耐药性。根除Hp可使大多数Hp相关性溃疡患者完全达到治疗目的。国际已对Hp相关性溃疡的处理达成共识，即不论溃疡初发或复发，不论活动或静止，不论有无并发症史，均应该进行抗Hp治疗。

1）推荐的治疗方案：

（1）方案一：质子泵抑制剂（PPI）+2种抗生素：①PPI标准剂量+克拉霉素0.5g+阿莫西林1g，均每日2次，连用1周；②PPI标准剂量+阿莫西林1g+甲硝唑0.4g，均每日2次，连用1周；③PPI标准剂量+克拉霉素0.25g+甲硝唑0.4g，均每日2次，连用1周。

（2）方案二：铋剂+2种抗生素：①铋剂标准剂量+阿莫西林0.5g+甲硝唑0.4g，均每日2次，连用2周；②铋剂标准剂量+四环素0.5g+甲硝唑0.4g，均每日2次，连用2周；③铋剂标准剂量+克拉霉素0.25g+甲硝唑0.4g，均每日2次，连用1周。

（3）其他方案：①雷尼替丁枸橼酸铋（RBC）0.4g替代推荐方案一中的PPI；②H$_2$受体拮抗剂（H$_2$RA）或PPI+推荐方案二组成四联疗法，疗程1周。

注：①方案中的甲硝唑0.4g可用替硝唑0.5g替代。②Hp对甲硝唑耐药率已普遍较高，耐药影响疗效。呋喃唑酮抗Hp作用强，Hp不易产生耐药性，可用呋喃唑酮0.1g替代甲硝唑。③PPI+铋剂+2种抗生素组成的四联疗法多用于治疗失败者，应尽量选患者未用过的抗生素。

2）治疗方案选择

（1）方案因病种稍异：活动性消化性溃疡疼痛症状明显时，选用抗酸分泌剂为基础的方案。

（2）以疗效为主：选择的抗生素中包含克拉霉素，可使Hp的根除率提高10%~20%。

（3）考虑经济问题：H$_2$受体拮抗剂或铋剂+2种抗生素（选价格便宜者，如甲硝唑、替硝唑、呋喃唑酮、阿莫西林等）。

（4）短疗程：含克拉霉素的方案疗程为1周。

（5）根除治疗失败者：可酌情更换敏感药物或适当增加抗生素（克拉霉素、阿莫西林）的剂量与疗程。

（三）药物维持治疗

消化性溃疡维持治疗的目的是：①预防或减少复发；②有效地控制或改善症状；

③预防出现并发症。

对原因可查的消化性溃疡，如药物性、应激性、Hp感染性消化性溃疡，在消除病因、经药物治愈的溃疡很少复发，可停药观察。但下述情况宜维持治疗：①老年人伴有严重心肺疾患；②术后复发性溃疡；③以穿孔为首发症状或只做单纯修补术者；④有大出血或反复出血者；⑤必须同时服用NSAID、肾上腺糖皮质激素及抗凝剂者；⑥Hp治疗失败的高危患者。

维持治疗方式：①连续性维持治疗，即溃疡愈合后剂量的一半；②间歇全程给药，即出现症状时给4~8周的全治疗量；③症状性自我疗法（SSC），症状出现时服药，症状消失即停药。在药物选用上，凡对溃疡病治疗有效的药物均可用于维持治疗，包括硫糖铝、哌仑西平、H_2受体拮抗剂、质子泵抑制剂等。

（四）手术治疗

鉴于手术后并发症发生率不低，且绝大多数消化性溃疡经内科治疗后可以愈合，因此对于手术治疗应取慎重态度。一般手术指征为：①消化性溃疡并发症需手术治疗；②胃溃疡怀疑恶变或已证实为胃癌者；③无并发症的患者，经过严格内科治疗不愈的顽固性溃疡或虽有效但反复复发，病程迁延，影响患者工作、生活，患者坚决要求手术者。

（五）并发症及处理

1.上消化道出血溃疡大出血必须紧急处理。治疗的目的：①维持血流动力学平衡；②止血及纠正贫血；③防止再出血。具体措施如下：

1）一般治疗：绝对卧床休息，必要时给予小量镇静剂如地西泮等。加强护理，密切观察患者症状、呕血及黑粪的数量、呼吸、脉搏、血压和尿量等。定期复查血红蛋白、血细胞比容、尿素氮等。除大量呕血外，一般不必禁食，可给全流食，以中和胃酸，减轻胃饥饿性收缩以利止血。

2）补充血容量：立即配血，静脉输液，先补生理盐水、5%的葡萄糖盐水、葡萄糖酐或其他血浆代用品，如出血量较多，应及早输血，纠正酸碱失衡。

3）止血措施

（1）冰盐水灌胃：去甲肾上腺素8mg加入冰盐水100~200mL口服或胃管内灌注。

（2）1%~5%孟氏液（碱式硫酸亚铁溶液）通过胃管注入胃内，每次30~50mL，每隔1~2h重复1次。孟氏液对口腔有腐蚀性，不宜直接口服。

（3）凝血酶、云南白药口服或胃管内注入。

（4）抗酸药：高酸状态是上消化道出血的不利因素之一，体液及血小板诱导的止血作用只有在pH＞6.0时才能发挥，在有少量酸的情况下，血小板的聚集及凝血块的形成就会受到抑制，新形成的凝血块在胃液pH＜5.4时会被迅速消化。可选用H_2受体拮抗剂如雷尼替丁、法莫替丁，或质子泵抑制剂如奥美拉唑、泮托拉唑静脉点滴。

（5）生长抑素：可减少腹腔内血流，抑制胃酸、胃蛋白酶及促胰液素，有助于止血及溃疡的愈合。常用有十四肽生长抑素施他宁，250μg静脉推注，之后250μg/h静脉滴注，至出血停止后再持续滴注24～48h。八肽生长抑素奥曲肽100μg缓慢静脉推注，继之以25μg/h持续滴注，持续24～48h。

（6）一般性止血剂：如氨甲苯酸或酚磺乙胺可以应用，但效果不肯定。巴曲酶1～2克氏单位静脉或肌内注射。

4）内镜治疗

（1）热凝止血：激光、单极、双极或多极电凝、热探头。

（2）注射治疗：常用药物有0.01%肾上腺素、无水乙醇、50%鱼肝油酸钠、50%的葡萄糖酸钙等。

（3）局部喷洒药物：如直接喷洒1%～5%的孟氏液、8mg/100mL去甲肾上腺素溶液、凝血酶等。

（4）微波凝固止血。

（5）金属夹止血。

5）外科手术：如内科治疗无效，应急症手术。手术指征：①大量出血并发穿孔、幽门梗阻或疑有癌变者；②年龄50岁以上，有动脉硬化与心肾疾病，经治疗24h后仍出血不止者；③短时间内失血量大，很快出现循环衰竭表现；④急性出血，经积极输血和各种止血方法仍不能止血，血压难以维持正常或血压恢复正常又再次出血者。

2.幽门梗阻：

1）治疗原则：①胃内减压以减轻幽门水肿、痉挛、恢复胃的张力；②纠正因反复呕吐所引起的水、电解质紊乱；③积极治疗消化性溃疡。

2）具体治疗方案

（1）纠正失水、电解质紊乱及代谢性碱中毒，根据情况每日静脉输复方氯化钠及10%葡萄糖（1：2）液2 000～3 000mL，有低血钠、低血钾、低血氯者应注意补充。明显代谢性碱中毒者可缓慢地以2%氯化铵溶液200～400mL加入5%葡萄糖生理盐水500～1 000mL中静脉滴注（肝肾功能差者忌用）。注意补充热量并适量给水解蛋白、复方氨基酸等。

（2）抽收胃液：插入胃管抽尽胃内潴留物，每晚睡前用生理盐水洗胃1次，并测定胃内潴留量，以了解胃排空情况。经过3～5d抽吸洗胃，若病情显著好转，则提示幽门梗阻为功能性。此后可给流质食物，少量多餐，逐渐增加流质食物量，并给抗酸药物等治疗，但禁用抗胆碱能药物。

（3）轻症患者：可试用甲氧氯普胺10mg，肌内注射，每日3次，以促进胃蠕动，加快胃内容的排空。

（4）静脉滴注：可用H2受体拮抗剂或质子泵抑制剂。

（5）经1～2周上述治疗未见好转者，提示梗阻为器质性，应外科手术治疗。

3.穿孔：一旦确诊，只要情况许可尽早进行手术。一般在穿孔6～12h以内都应争取手术，术前应输液、纠正失水、维持血容量及电解质平衡，并插胃管持续胃肠减压。只要条件许可行胃切除及胃空肠吻合术。

非手术治疗包括：持续胃肠减压，禁食并补液，补充葡萄糖、电解质及维生素等，保证能量和水、电解质平衡。若情况好转，可开始给予小量流质，再经24h如无腹膜刺激征发生，可缓慢加量。适当使用抗生素抗感染治疗。

（刘 洋 王宗格 李士东 王相璞 于 清）

第四章 肾脏系统疾病

第一节 急性肾衰竭

【概述】

急性肾衰竭（ARF），简称急性肾衰，是指由多种原因引起的肾排泄功能在短期内（数h至数天）急剧且进行性减退的临床综合征，其血肌酐（Scr）平均每日升高≥44.2μmol/L，并引起水、电解质及酸碱平衡紊乱等急性尿毒症症状。这是广义的急性肾衰，包括肾前性、肾实质性和肾后性急性肾衰，而狭义的急性肾衰指肾实质性损害，主要为急性肾小管坏死所致，本文主要叙述后者。急性肾衰常见于各种疾病，尤其内科、外科、妇产科疾患。不同的病因、病情和病期所致的急性肾衰其发病机制不同，临床表现不同，治疗及预后亦不同。如果能早期诊断、及时恰当地治疗，肾功能大多能恢复。相反，如延误诊治则可致死，部分病例病情严重，迁延不愈而遗留为慢性肾功能不全。

【病因】

急性肾小管坏死的病因主要是肾缺血和肾毒素两大类。肾缺血见于严重创伤、外科手术后、产科并发症、严重感染、严重的血容量不足、循环功能不全及其他（如降压药使用）；肾毒素包括外源性毒素（生物毒素、化学毒素、造影剂及抗菌药物等）和内源性毒素（血红蛋白、肌红蛋白等）。

广义的急性肾衰发病原因很多，包括：肾前性，如大量出血、休克、严重脱水和电解质失衡等；肾实质性，如急性肾小管坏死、重症肾小球肾炎、重症肾盂肾炎、急性重症间质性肾炎、多发性血管炎和急性不可逆性肾皮质坏死；肾后性，急性输尿管和尿道梗阻、肾小管梗阻和高尿酸血症等。

【临床表现】

通常在严重疾病过程中尿量明显减少（非少尿型例外）和（或）发现患者SCr-或

血尿素氮（BUN）明显升高，或出现其他有关肾功能急性减退的症状（如神经、心血管或肺部等相应症状，及水、电解质、酸碱平衡失调等）而被注意。临床上将急性肾衰大致分为少尿期、多尿期和恢复期3个时期。此外，，可有部分患者尿量并不减少，每日尿量可在500 mL以上，称之为非少尿型急性肾衰。

（一）少尿期

少尿期一般1～2周（短则2 d，长则4周），主要症状如下。

1.尿量减少：每日尿量少于400 mL称为少尿，少于100 mL称为无尿。非少尿型急性肾衰患者尿量不减少，但患者Scr每日仍可上升44.2～88.4 μmol/L或更高。

2.系统症状：

（1）消化系统症状：最早出现，常有厌食、恶心、呕吐，严重者有消化道出血，少数可出现肝功能衰竭、黄疸等。

（2）心血管系统症状：根据体液平衡状况，有否感染及中毒等而异，可出现高血压、心力衰竭、心律失常、心包炎等。

（3）肺部症状：肺炎、急性呼吸窘迫综合征等，后者为预后不良征象。

（4）造血系统症状：可有出血倾向，可表现为弥散性血管内凝血。

（5）神经系统症状：出现性格改变、神志模糊、定向障碍、昏迷、抽搐等。

3.生化及电解质异常：患者均有生化及电解质代谢紊乱，概括为"三低"（低血pH、低钠血症、低钙血症），"四高"（Scr升高、BUN升高、高钾血症和高磷血症）。

（二）多尿期

从少尿逐渐增加至超过正常尿量的时期，通常持续1～3周。尿量可达到每日3 000～5 000 mL，甚至更多，尿相对密度（比重）偏低。本期早期Scr、BUN仍可继续上升，部分患者因多尿可致失水、低血压、高钠血症，后者可使中枢神经系统症状恶化。此外，，本期可出现各种感染并发症。

（三）恢复期

指肾功能恢复或基本恢复正常，尿量正常或正常偏多，大多数患者体力改善。尿相对密度（比重）逐渐提高至正常，Scr逐渐趋于正常。从发病到恢复期平均约5周，完全康复通常需2～4个月，肾小管浓缩功能完全恢复则需半年至2年。少数可遗留永久性肾损害。

【辅助检查】

（一）尿液检查

1.尿量测量：少尿期尿量每日＜400mL，非少尿型急性肾衰尿量每日＞600mL。

2.尿常规：外观多浑浊，尿色深。尿蛋白+~++，尿沉渣可见肾小管上皮细胞、上皮细胞管型、白细胞管型。

3.尿相对密度（比重）多在1.015以下。

4.尿渗透压≤400mmol/L，且尿渗透压/血渗透压比值＜1.1∶1。

5.尿钠含量增高，I＞60mmol/L。

6.尿素/尿素氮之比比值降低，常低于10。

7.尿肌酐/血肌酐之比比值降低，常低于10。

8.肾衰指数RFI=尿钠÷（尿肌酐÷血肌酐），正常值≤1；肾前性＜1，肾实质性及。肾后性≥2，急性肾小管坏死＞6。

9.滤过钠排泄分数FENa=（尿钠÷血钠）÷（尿肌酐÷血肌酐）×100，正常值为0.5以下；肾前性为1~1.5，肾实质性及肾后性＞2。

上述第5~9项尿液诊断指数，常作为肾前性少尿与急性肾小管坏死的鉴别。在实际应用中患者经利尿剂、高渗药物治疗后这些数据则不可靠，且有矛盾现象，故仅作为辅助诊断参考。

（二）血液生化检查

少尿期进行血液生化检查可有如下改变：

1.血常规：轻、中度贫血。

2.血肌酐：高达353.6~884μmol/L。

3.血尿素氮：高达21.4~35.7mmol/L。

4.血pH：数值常＜7.35，碱储备值增大，实际HCO_3^-＜20mmol/L。

5.血电解质：血清钾大多＞5.5mmol/L，亦有少数正常甚至偏低者，血清钠偏低或正常，血清钙常降低，血清磷常升高。

（三）肾脏超声检查

肾脏增大或正常大小。

（四）其他检查

同位素扫描、肾穿刺活组织检查对急性肾衰的诊断有帮助。

【诊断】

当患者一旦出现尿量突然明显减少，肾功能急剧恶化（Scr每日升高≥44.2μmol/L）时，即应想到急性肾衰的可能。根据病史、临床表现及辅助检查资料进行分析诊断，并注意肾前性、肾实质性和肾后性急性肾衰的鉴别。

【治疗】

治疗原则：去除病因，控制液体出入量，利尿，纠正电解质紊乱及酸中毒，处理并发症，供给足够营养，早期施行透析治疗。

（一）少尿期治疗

1.病因治疗：针对不同的病因积极治疗，这是治疗急性肾小管坏死的首要原则。如纠正全身循环血流动力学障碍，切断及处理各种外源性或内源性有毒物质，控制感染，防治心衰等。

2.预防性治疗措施

（1）纠正血容量不足：对血容量不足而出现少尿者，立即在30～60min内补液500～1000mL，补液后若尿量增至30mL/h以上，中心静脉压仍在0.59kPa（6cmH$_2$O）以下，提示血容量仍不足，应继续补液。如中心静脉压增至0.78～0.98kPa（8～10cmH$_2$O）之间，应减慢补液速度。如中心静脉压不再下降，说明补液已足，应停止补液。

（2）解除肾小管阻塞：在血容量补足而尿量仍＜17mL/h时，静脉注射200g/L（20%）的甘露醇125～250mL，其有利尿、扩容、消除肾内毛细血管内皮肿胀、增加肾血流的作用，对心功能不全者慎用。若2h后利尿效果不佳，则再用上述剂量甘露醇加呋塞米240～500mg静脉注射，有利尿、冲刷肾小管及解除肾小管阻塞的作用。若2h后尿量仍不增加，再单用呋塞米500～1000mg静脉滴注，如尿量仍未增加，则急性肾衰已确立，不应再利尿治疗，应按急性肾衰少尿期处理。

（3）解除肾血管痉挛：可应用酚妥拉明、多巴胺等血管活性药物。如酚妥拉明10mg和多巴胺20mg，加入10%葡萄糖注射液250mL静脉滴注；多巴胺20～30mg，加入10%葡萄糖注射液250mL静脉滴注，和呋塞米40mg静脉注射，每6h1次。以上滴速均为8～15滴/min，7～10d为1个疗程。酚妥拉明与多巴胺合用不但能抵消多巴胺的升压作用，而且能加强多巴胺扩张肾小动脉的作用，增加肾血流量，有利于保护肾功能。

3.饮食和营养：优质低蛋白饮食，蛋白质摄入量0.5～0.6g/（kg·d），高分解代谢或营养不良以及接受透析治疗患者，蛋白质摄入量1.0～1.2g/（kg·d）。能量126～188kJ（30～45kcal）/（kg·d）。葡萄糖每日不少于100g，加用脂肪乳剂提供足够的脂肪酸和总热量。

4.控制水、钠摄入：应按"量出为入"的原则补充入液量。少尿期又未透析患者24h补液（包括静脉及饮食）量：前一日显性失液量（尿、粪、呕吐、出汗、引流、创面渗液）+不显性失液量（呼气、皮肤蒸发失去水分700～900mL）-内生水量（体内组织代谢、食物氧化、补液中葡萄糖生化反应所生成水总和）。有时几种失液产生水量不好计算，实际操作中多采用"量出为入，宁少勿多"的补液原则，以防止体液过多。但对合并肾前性因素过分限制补液量常使血容量不足，必然加重肾损害，延长少尿期。

下列几点可作为观察补液量适中的指标：①皮下无脱水或水肿征象；②每日体重不增加，若超过0.5kg或以上，提示体液过多；③血清钠浓度正常，若偏低，且无失盐基础，提示体液潴留；④中心静脉压在0.59～0.98kPa（6～10cm H_2O）之间，若高于1.17kPa（12cm H_2O），提示体液过多；⑤胸部X片血管影正常，若显示肺充血征象，提示体液潴留；⑥心率快、血压升高、呼吸频速，若无感染征象，应怀疑体液过多。

5.代谢性酸中毒的处理：轻度代谢性酸中毒不需治疗，当血浆 HCO_3- <15mmol/L或 CO_2 结合力（ CO_2CP ）<13nmol/L时，应予5%碳酸氢钠100～250mL静脉滴注，根据心功能情况控制滴速。不宜补碱或补碱不能纠正的重度酸中毒，应立即行透析治疗。

6.纠正电解质紊乱：

（1）高钾血症：严格限制钾盐摄入，包括含钾高的中草药，不用陈血。清除体内坏死组织，积极控制感染，纠正酸中毒等。轻度高钾血症者，可用钠型离子交换树脂每日50g加入25%山梨醇100mL内，分3～4次口服或做高位保留灌肠。严重时（血钾>6.5mmol/L），最有效的方法为透析疗法。若为高分解代谢状态，应以血液透析为宜。高钾血症是临床危急情况，在准备透析治疗前可选用下列方法进行急症处理：①10%葡萄糖酸钙10～20mL静脉注射，可拮抗钾离子对心肌的毒性作用；②11.2%乳酸钠40～200mL静脉注射，伴代谢性酸中毒者可予5%碳酸氢钠250mL静脉滴注；③50%葡萄糖溶液50mL加胰岛素10U静脉滴注，可促使葡萄糖和钾离子转移至细胞内合成糖原。

（2）低钠血症：少尿期的低钠血症多属稀释性低钠血症。如血钠不低于120mmol/L或无临床症状，不需补钠，只严格限制液体的摄入即可。若出现水中毒症状则需高渗盐水或透析治疗。少数高钠血症者，应适当放宽水分摄入的限制。

（3）低钙血症：一般多无症状，不需治疗。纠正酸中毒时，钙离子浓度可降低，需警惕产生手足搐搦或心跳骤停。治疗可用10％葡萄糖酸钙10～20mL静脉注射。

（4）高磷血症：少尿期的后期可出现高磷血症，可采用氢氧化铝凝胶10～20mL，每日3～4次，同时应禁用含磷高的食物。

（5）高镁血症：肾衰时肾脏排镁功能障碍，同时又因酸中毒代谢紊乱，细胞内的镁转向细胞外，造成血镁过高，可引起中枢神经及周围神经的抑制，甚至引起心律失常，传导阻滞；故有电解质紊乱的患者当心电图P-R间期延长而血钾不高时应考虑高镁血症。钙亦为镁的拮抗剂，可用葡萄糖酸钙或氯化钙静脉注射治疗。

7.处理并发症：

（1）心力衰竭的处理：心力衰竭最主要的原因是水钠潴留，致心脏前负荷增加。保守治疗以扩血管为主，降低心脏前后负荷，如硝普钠50mg加入10％葡萄糖注射液250mL静脉滴注。必要时使用毛花苷C静脉缓慢注射。洋地黄维持量应减少3/5，并尽量少用维持量，以防积蓄中毒。疗效不佳时及时进行单纯超滤或连续性动静脉血液滤过。

（2）贫血的处理：血红蛋白在80～100g/L时，可不予特殊处理。血红蛋白＜60g/L者宜输新鲜血。

（3）上消化道出血的处理：及时使用雷尼替丁或奥美拉唑治疗，剂量用正常人剂量的一半，如雷尼替丁0.15g，每日1次，口服，亦可用雷尼替丁50mg或奥美拉唑20mg加入5％葡萄糖注射液20mL缓慢静脉注射，每日1次。另可口服凝血酶和纤维蛋白原，必要时可输新鲜血。出血量大或未能控制者，应请外科协助治疗。

（4）防治感染：常见呼吸道和泌尿道感染。有明确的感染宜选用对肾脏无毒的抗菌药物治疗，如第2或第3代头孢菌素、各种青霉素制剂、大环内酯类、氟喹诺酮类抗生素。

8.透析疗法

保守治疗无效，出现下列情况者，应行透析治疗。①急性肺水肿。②高钾血症，血钾＞6.5mmol/L。③BUN＞21.4mmol/L或Scr＞442μmol/L。④高分解代谢状态，Scr每日升高＞176.8μmol/L或BUN每日＞8.9mmol/L，血钾每日上升＞1mmol/L。⑤无明显高分解代谢，但无尿2d以上，或少尿4d以上。⑥酸中毒，CO_2CP＜13mmol/L，pH＜7.25。⑦少尿2d以上伴有下列情况任何一项者：体液潴留，如眼结膜水肿、心音呈奔马律、中心静脉压增高；尿毒症症状，如持续呕吐、烦躁、嗜睡；高血钾，血钾＞6.0mmol/L，心电图有高钾改变。透析疗法包括血液透析、腹膜透析、单纯超滤和持续性动静脉血液滤过（CAVH）等，是防治急性肾衰各种主要并发症的有力措施，应在出现并发症之前施行，以及时清除体内过多代谢产物，维持体内水、电解质和酸碱平衡，有利于维持细胞生理功能，明显减少急性肾衰并发多脏器衰竭，提高存活率。目前主张早期进行预防性透析。

（二）多尿期的治疗

当每日尿量＞600mL时，意味着多尿期的开始，最初1～2d仍需按少尿期的原则处理。3d后，每日尿量＞1 500mL时，要防止脱水及出现低血钾、低血钠等电解质紊乱。当每日尿量＞2 000mL时，可按尿量的1/3补充等渗盐水，另按每1 000mL尿液补充10%氯化钾10～15mL；当尿量＞300mL/h，等渗盐水和葡萄糖注射液之比为2：1，可用醋酸去氧皮质酮3mg肌内注射，每日1次，或氢氯噻嗪25～50mg，每日3次，口服。多尿时补液尽可能经胃肠道补充且应轻度水分负平衡，即每日入比出量少500～1 000mL。多尿期1周后，血肌酐、血尿素氮逐渐降至接近正常范围，此时可适当增加蛋白质的摄入以利肾细胞的修复和再生，逐渐减少透析次数直到停止透析。

（三）恢复期的处理　此期一般为8周左右，无须特殊治疗，但应注意营养、增强体质、适当锻炼，尽量避免一切对肾脏有害的因素，如妊娠、手术、外伤及对肾脏有毒性的药物，根据肌酐清除率调整用药剂量。定期复查肾功能、尿常规，观察肾脏恢复情况。

第二节　急性肾小球肾炎

【概述】

急性肾小球肾炎，简称急性肾炎，是以急性肾炎综合征为主要临床表现的一组疾病。其特点是急性起病，主要表现为水肿、高血压、尿异常（蛋白尿、血尿、少尿）及一过性氮质血症。其多见于链球菌感染后，而其他细菌、病毒及寄生虫感染亦可引起。本节主要介绍链球菌感染后急性肾炎。

【病因】

本病常由β溶血性链球菌"致肾炎菌株"感染所致。常见于急性咽炎、扁桃体炎、中耳炎、猩红热、脓皮病等链球菌感染后，通过免疫复合物而引起急性肾炎。

【临床表现】

急性肾炎以学龄儿童多见，青年次之，中年及老年少见，男女之比约2：1。发病于前驱感染1~3周（平均10d）后，呼吸道感染者的潜伏期较皮肤感染者短。本病起病急，病情轻重不一，轻者为亚临床型（仅尿常规及血清C_3异常），典型者呈急性肾炎综合征表现，重症者可发生急性肾衰竭。本病大多预后良好，常可在数月内临床自愈。典型表现如下：

（一）全身症状

儿童常有头痛、头晕、食欲减退、恶心、呕吐、疲乏无力、精神不振、心悸、气促，重者有视力障碍、烦躁不安、昏迷、抽搐。成人全身症状可不明显。

（二）尿液异常

几乎全部患者均有肾小球源性血尿，约40%患者为肉眼血尿，尿呈红茶样、酱油样或洗肉水样，持续数天至2周转为镜下血尿，后者多在6个月内消失，也可持续1~3年。可伴有轻、中度蛋白尿，少数（<20%）患者出现大量蛋白尿，并可有颗粒管型和血细胞管型。多数患者发病期即有尿量减少或少尿，个别患者可有短时间的无尿或尿闭，少数严重患者无尿3d以上。

（三）水肿

80%~90%的患者有水肿，常为晨起眼睑轻度水肿或伴下肢轻度可凹性水肿，少数严重患者可波及全身，并可出现胸腔积液、腹水及心包积液。水肿一般在2~3周内开始消退。

（四）高血压

80%的患者在病初出现一过性轻、中度高血压，成人一般在18.6~22.7/12.0~14.7kPa（140~170/90~110mmHg），少数患者超过24.0/13.3kPa（180/100mmHg），严重者发生高血压脑病。高血压一般持续3~4周，多在水肿消退后2周左右降至正常。

（五）肾功能异常

早期因少尿可出现肾小球功能一过性受损，表现为轻度氮质血症，极少数患者可出现急性肾衰竭。

（六）其他表现

成人可有腰酸、腰痛，儿童可有腹痛、便秘或腹泻，少数可有皮肤紫癜或皮疹。

【辅助检查】

（一）尿常规

沉渣中有大量多形性血细胞，甚至满视野。此外，，可有白细胞、上皮细胞、透明管型、血细胞管型。尿蛋白常为+~++，定量常为每日1~3g，少数患者可为微量（±）或>4g。尿量少而相对密度（比重）常在1.015~1.020，急性期多>1.020。

（二）血常规

半数患者血红蛋白及血细胞数降低，白细胞大多正常，细菌感染灶未愈时，白细胞及中性粒细胞常增高。

（三）肾功能检查

少尿>1周或无尿>3d，可有氮质血症、代谢性酸中毒、肌酐清除率下降，尿量增多后可逐渐恢复。

（四）免疫学检查

病程初期血清C_3及总补体下降，8周后渐恢复正常。部分患者早期循环免疫复合物（CIC）阳性及血清冷球蛋白可阳性。

（五）其他检查

血沉几乎均增快，一般在30~60mm/h，少数>100mm/h。抗链球菌溶血素O滴度升高。B超检查双侧肾脏正常或稍大。肾活检呈毛细血管内增生性肾炎。

【诊断】

（一）临床诊断

对于链球菌感染后1~3周出现血尿、蛋白尿、水肿、高血压，甚至少尿及轻度氮质血症等急性肾炎综合征表现，伴血清C_3下降，并于发病8周内逐渐恢复正常者，可临床诊断为急性肾炎。若肾小球滤过率进行性下降或病情于2个月内未完全恢复，应及时做肾活检，以明确诊断。

（二）鉴别诊断

1.系膜毛细血管性肾小球肾炎：除表现为急性肾炎综合征外，半数以上伴肾病综合征，病变持续无自愈倾向，50%～70%的患者补体C_3持续降低，8周内不恢复。病理活检可明确诊断。

2.急进性肾小球肾炎：除急性肾炎综合征外，常出现早期少尿、无尿及肾功能急剧恶化。重症急性肾炎呈现急性肾衰竭，与急进性肾小球肾炎鉴别更困难，应及时做肾活检。急进性肾小球肾炎肾活检见毛细血管外增生，肾小球的肾小囊中有大量新月体形成。

3.系膜增生性肾小球肾炎：包括IgA肾病及非IgA系膜增生性肾小球肾炎。部分患者有前驱期感染呈急性肾炎综合征，患者血清C_3正常，病情无自愈倾向。IgA肾病患者潜伏期短，可在感染后数h至数日内出现肉眼血尿，血尿可反复发作，部分患者血清IgA升高。

【治疗】

急性肾炎治疗以休息及对症治疗为主。急性肾衰竭者应予透析治疗，使其自然恢复。不宜用肾上腺糖皮质激素及其他免疫抑制剂。

（一）一般治疗

急性期应卧床休息，直到肉眼血尿消失、水肿消退及并发症消除。一般认为血尿素氮（BUN）<14mmol/L，可不限制蛋白质，如>21.4mmol/L，每日饮食中蛋白质在0.5g/kg以下，以优质动物蛋白质为主。适当限制钠盐，在水肿及高血压时低盐（每日3g以下）饮食。少尿、无尿及严重水肿患者限制液体入量，一般以前一日排出液体量加400mL为当日液体摄入量。在急性少尿期易发生高钾血症，应注意和避免含钾食品。

（二）治疗感染

有感染灶（如急性扁桃体炎）可考虑注射青霉素10～14d。对青霉素过敏者应用红霉素或头孢菌素类抗生素。反复发作的慢性扁桃体炎，待病情稳定后（尿蛋白少于+，尿沉渣血细胞<10个/HP）应考虑摘除扁桃体。

（三）对症治疗

包括利尿消肿、降血压、预防心脑并发症。

1.水肿：轻、中度水肿无须治疗，经卧床休息、限制钠盐及水的摄入即可。高度水肿时，可口服氢氯噻嗪25mg，每日3次，或呋塞米20mg，每日3次，也可静脉或肌内注射呋塞米20~80mg，每日1~2次。

2.高血压：舒张压＜13.3kPa（100mmHg）可以不使用降压药。儿童舒张压＞13.3kPa（100mmHg），成人＞14.7kPa（110mmHg）时，应及时使用降压药，一般选用利尿剂、β受体阻滞剂、血管扩张剂、钙通道阻滞剂及血管紧张素转换酶抑制剂。从小剂量开始，逐渐加量。

3.高血压脑病：选用硝普钠50mg溶于葡萄糖注射液250mL中静脉滴注，滴速每分钟0.5μg/kg，随血压调整。出现惊厥、抽搐或烦躁不安时，使用镇静剂如地西泮、苯巴比妥或异戊巴比妥钠。

4.急性心力衰竭：可静脉注射呋塞米、毛花苷C或静脉点滴硝普钠。

（四）透析治疗

少数发生急性肾衰竭患者有透析指征时（参见本章第一节急性肾衰竭中有关内容），应及时予以透析治疗以帮助患者度过急性期，一般不需长期维持透析。

第三节　肾病综合征

【概述】

肾病综合征（Ns）定义为：①大量蛋白尿，成人每日＞3.5g；②低白蛋白血症，成人血白蛋白＜30g/L；③高脂血症，血清胆固醇＞6.5mmol/L；④水肿。按病因将其分为原发性和继发性两大类，本节重点阐述原发性肾病综合征（PNS）。在病理学上，引起PNS的肾小球病主要病理类型有微小病变型肾病、系膜增生性肾小球肾炎、系膜毛细血管性肾小球肾炎（膜增生性肾小球肾炎）、膜性肾病及局灶节段性肾小球硬化。

【病因】

NS分原发性及继发性两大类。PNS即原始病变发生在肾小球，如急性肾炎、急进性肾炎、慢性肾炎、肾小球肾病等。继发性NS病因广泛而复杂，包括：①感染（细菌、病毒、昆虫、蠕虫等）；②药物（汞、有机金、青霉胺、海洛因、丙磺舒、干扰素、造影剂、非甾体抗炎药等）；③毒素及过敏（蜂刺、蚊毒、花粉等）；④肿瘤（实体瘤如肺、胃、结肠、乳腺癌，多发性骨髓瘤，霍奇金病等）；⑤多系统疾病（如系统性红斑狼疮、过敏性紫癜等）；⑥家族遗传及代谢性疾病（如糖尿病、肾淀粉样变性、遗传性肾炎、家族性肾病综合征等）；⑧其他（如子痫、移植肾慢性排异、反流性肾病、肾乳头坏死等）。

【临床表现】

（一）主要表现

1.尿液异常：可有大量蛋白尿及不同程度的血尿。

2.水肿：水肿程度轻重不一，以组织疏松及体位低处为明显。严重者全身水肿、阴囊水肿、胸腔和腹腔积液，甚至心包积液，积液为漏出液。

3.高血压：20%～40%患者有高血压，多为中度升高，晚期可明显升高，可为肾素依赖性、容量依赖性或两者兼有。很少发生高血压危象或高血压脑病。

4.低蛋白血症：可表现为毛发稀疏、干脆及枯黄，面色苍白、消瘦、指甲上有白色横行的宽带等。

（二）并发症

1.继发感染：常见呼吸道、泌尿道、皮肤感染。感染是导致NS复发和疗效不佳的主要原因之一，甚至导致患者死亡。

2.血栓、栓塞并发症：肾静脉血栓最常见，发生率10%～40%，患者常无症状。此外，肺血管血栓、栓塞，下肢静脉、下隙静脉、冠状血管血栓和脑血管血栓等也可见到。

3.急性肾衰竭：多无明显的诱因，表现为少尿甚至无尿，扩容、利尿治疗无效。

4.蛋白质及脂肪代谢紊乱：长期低白蛋白血症可导致营养不良、儿童患者生长发育迟缓。在低白蛋白血症明显时，甲状腺素结合球蛋白、维生素D结合蛋白、抗凝血酶Ⅲ、转铁蛋白等从尿中排出增加，出现相应的临床症状，如甲状腺功能降低、低钙血症、缺铁性贫血等。高脂血症促进血栓、栓塞并发症的发生，还可引起心脑血管病及肾小球硬化等。

【辅助检查】

（一）尿液检查

1.尿常规　24h尿蛋白≥3.5g，重者可至20～30g。可有血尿、管型尿。

2.选择性蛋白尿指数（SPI）以IgG和转铁蛋白的清除率求得SPI为例，SPI≤0.1为高度选择性，0.11～0.19为中度选择性，≥0.2为非选择性。SPI≤0.1者对激素治疗效应良好，SPI≥0.2者对激素多无反应。微小病变型肾病大多为高度选择性，局灶节段性肾小球硬化，膜性肾病及系膜毛细血管性肾小球肾炎多为非选择性。近年来采用尿蛋白电泳测定，γ球蛋白/白蛋白<0.1为选择性蛋白尿，>0.5为非选择性蛋白尿。

3.尿蛋白聚丙烯胺凝胶电泳（圆盘电泳）：微小病变型肾病以中分子（白蛋白）蛋白尿为主，滤过膜损害较严重者以高分子蛋白尿为主，混合性蛋白尿提示滤过膜损害较严重，同时有以肾小管—间质损害。

4.尿C_3测定新月体肾炎及系膜毛细血管性肾小球肾炎：90%以上患者阳性，局灶节段性。肾小球硬化、膜性肾病及系膜增生性肾小球肾炎次之，微小病变15%阳性，尿C_3测定可预测激素治疗是否有效，符合率80%。

5.尿纤维蛋白降解产物（FDP）：测定微小病变型肾病时尿FDP多<1.25mg/L，系膜增生性肾小球肾炎多数>1.25mg/L。如尿FDP>3mg/L持续不降低，提示病变活动性较强，应采取抗凝治疗或纤溶疗法。

（二）血液检查

1.肾功能检查：先出现肾小球滤过功能减退，BUN、Scr升高，继之出现尿浓缩功能减退，且两者平行。

2.血清蛋白测定：血清蛋白电泳特点为白蛋白降低，α_2及β球蛋白升高，γ球蛋白正常或降低。血清免疫球蛋白中IgG降低。

3.肾活组织检查：可明确病理类型，为制定治疗方案、判断疗效及预后提供依据。

4.高脂血症的检查：高脂血症显示出血清总胆固醇、三酰甘油及脂蛋白（a）增高，极低密度脂蛋白（VLDL）及低密度脂蛋白（LDL）增高，高密度脂蛋白（HDL）增高、正常或减低。

5.免疫学检查：系膜增生性肾小球肾炎中的IgA肾病，血中IgA水平可能增高。系膜毛细血管性肾小球肾炎血C_3持续降低。

【诊断】

本病诊断包括下列三个方面：

1.临床确诊为肾病综合征，标准为：①大量蛋白尿，成人每日>3.5g；②低白蛋白血症，成人人血清白蛋白<30g/L；③高脂血症，血清胆固醇>6.5mmol/L；④水肿。其中大量蛋白尿和低蛋白血症为诊断时必备项目。

2.确诊病因，须首先除外继发性病因才考虑为PNS，最好进行肾活组织检查，做出病理诊断。

3.判断有无并发症。

【治疗】

（一）一般治疗

1.水和电解质：仅下肢或下垂性水肿，而无浆膜腔积液，每日尿量在1000mL左右，可不限水。高度水肿而尿量少者应严格控制水的摄入。有水肿、血压高时，给予低盐饮食，每日食盐在3g以下。当水肿消退，血压正常时可进正常含钠饮食。定期检查血钾和血钙，发现异常及时纠正。

2.蛋白质的供应：给予正常量1.0g/（kg·d）的优质蛋白，以富含必需氨基酸的动物蛋白质为首选。高蛋白质饮食既不能纠正低蛋白血症，又造成高灌注、高滤过，导致肾小球硬化，故不再提倡。

3.总热量及其他：每日热量不宜少于126～147kJ/kg（30～35kcal/kg），一般脂肪占总热量的30%。为减轻高脂血症，少进饱和脂肪酸（动物油脂），多进含多聚不饱和脂肪酸（如植物油、鱼油）及富含可溶性纤维（如燕麦、米糠及豆类）饮食。补充各种维生素及微量元素，如B族维生素、维生素C、维生素D、维生素P及叶酸和铁、铜及锌等。

4.生活和休息：有明显水肿和高血压者卧床休息。一般情况好转、水肿基本消退及血压平稳后可起床活动。尿蛋白稳定在每日2g以下，病情基本缓解，可增加活动量，半年无复发者可参加室内轻工作，病情稳定半年内尽量避免各种感染及过度劳累。

（二）对症治疗

1.利尿 消肿高度水肿时，可使用利尿剂治疗。常以噻嗪类利尿剂（氢氯噻嗪25～50mg，每日3次）和潴钾利尿剂（氨苯蝶啶50～100mg，每日3次；螺内酯20mg，每日3次）作为基础，无效时改为渗透性利尿剂（如葡萄糖酐40或羟乙基淀粉250～500mL静脉滴注，每日1次），并加用袢利尿剂（如呋塞米每次20～100mg）治疗；在静脉输注渗透利尿剂后，再注入袢利尿剂常可获良好的利尿效果。必要时，还可应用血浆或白蛋白提高血浆胶体渗透压，促进组织中水分回吸收并利尿，但每周不能超过2～3次。顽固性水肿患者，经上述治疗无效后可短期进行血液超滤脱水。

2.减少尿蛋白：主要通过有效地控制高血压作用而不同程度地减少尿蛋白，可应用下列药物：①ACE 1如贝那普利5～20mg，每日1次，口服；②血管紧张素Ⅱ受体拮抗剂，如氯沙坦50～100mL，每日1次，口服；③钙通道阻滞剂，如氨氯地平5mg，每日1次，口服。

（三）免疫调节治疗

1.肾上腺糖皮质激素（激素）：按患者对激素治疗的反应，PNS分为激素敏感型、激素抵抗型、激素依赖型三型。激素敏感型为对标准激素疗程治疗效果良好；激素抵抗型是指泼尼松1mg/（kg·d）正规治疗8周，蛋白尿无改善者；激素依赖型是指在激素减量过程中或停药14d连续两次复发者。泼尼松为目前最常用的口服制剂，泼尼松适用于有肝功能严重损害者，甲泼尼松用于静脉冲击治疗。激素标准应用原则是初始剂量要足，减药要慢，维持用药时间要长。初始剂量要足，强调泼尼松用量要足够大，成人1mg/（kg·d），清晨1次顿服，疗程要用足8～12周，这是延长缓解、减少复发的关键。2周内无效可增加剂量。4周无效可换用另一制剂或使用冲击治疗。如果用药4周以上才使尿蛋白消失及水肿完全消退，则疗程应延至12周。减药、撤药要慢，有效患者每2～3周减原用量的5%～10%，当减至小剂量时（成人每日0.5mg/kg），改为隔日疗法，即成人隔日晨服1mg/kg，连服6个月。以后继续缓慢而规则地减量，至维持量时，即成人隔日晨服0.4mg/kg，再服12～18个月。这种维持量长期持续治疗可使其复发率降至最低限度。以后缓慢减药，以至停药，少数患者需终身服用。在减量过程中，如果尿蛋白增加，则恢复原有效最低量，隔2周后尿蛋白若消失，可再减量。对激素依赖性NS，当减至复发量或比它稍大量时，不应再减，需终身服用此量。

激素的常见不良反应有加重水肿、高血压、氮质血症和低蛋白血症，血管内血栓形成，继发感染。突然停药可发生激素戒断综合征及急性肾上腺皮质功能不全。

2.细胞毒性药物：适用于激素依赖型及激素抵抗型的患者。若无激素禁忌，一般不作为首选及单独应用细胞毒性药物。

（1）环磷酸胺：用法为1～3mg/（kg·d），可每次200g，加生理盐水20mL静脉注射，隔日1次，累积总剂量不超过8g。不良反应可有一过性骨髓抑制、中毒性肝损害、抑制性腺、胃肠道反应、出血性膀胱炎等。

（2）氮芥：用法为从1mg开始，隔日静脉注射1次，每次增加1mg，至5mg后每周2次，累积量达1.5～2.0mg/kg后停药。本药治疗效果较佳，但因严重的胃肠道反应和骨髓抑制作用，目前较少应用，但在其他细胞毒性药物无效时则可推荐应用。

（3）其他药物：如苯丁酸氮芥、长春新碱、硫唑嘌呤等，虽可应用，但疗效均较弱。

3.环孢素：主要用于激素和细胞毒性药物治疗无效的难治性NS。用法为初始成人5mg/（kg·d），分2次服，连用3个月，最长不超过4个月，无效者停药；如NS缓解，则每月减1mg（原用量25%），至3mg/（kg·d）时，为维持用药治疗，通常共服用6个月左右。如短期用药，且剂量≤5mg/（kg·d），不需做血药浓度监测。在用药最初3个月或用药较长、剂量较大者宜监测血药浓度，最初1~2个月血药浓度以谷峰值在100~200ng/mL（全血高压液相色谱法）或300~400ng/mL（全血放射免疫法），以后为50~100ng/mL（全血高压液相色谱法）。其不良反应有肾毒性、肝毒性、高血压、高尿酸血症、牙龈增生、多毛等。该药因其不良反应较多及停药后易复发，临床难以广泛应用。

（四）根据病理类型施治

1.微小病变型肾病及轻度系膜增生性肾小球肾炎：初治者可单用泼尼松，剂量可偏小（每日40mg左右）。PontiCelli推荐的激素治疗方案是：成人初始用量1mg/（kg·d），6周或尿蛋白转阴后，改为隔日1.6mg/kg，以后每个月隔日减0.2~0.4mg/kg。单用激素疗效差者、频繁复发者及激素依赖或激素抵抗型患者，应合用细胞毒性药物。

2.膜性肾病：试用的治疗方案多种多样，可有如下方案：①单用激素；②单用环磷酸胺或苯丁酸氮芥；③甲泼尼龙、苯丁酸氮芥交替使用；④泼尼松合用环磷酸胺；⑤泼尼松合用硫唑嘌呤；⑥环孢素合用小剂量甲泼尼龙。

尽管上述疗法疗效不一，但多数学者认为：①膜性肾病对治疗的反应性较差，但在疾病早期，尤其是Ⅰ期膜性肾病，治疗缓解率可高达60%，故提倡早期治疗；②单用激素或细胞毒性药物效果不确切，故提倡联合使用；③治疗用药不能一味追求消除尿蛋白而盲目延长，应谨防药物的不良反应，特别是在应用较大剂量、较长疗程时，对老年人更需如此；④由于膜性肾病易并发肾静脉血栓形成，特别是在用激素时，故应适当给予抗凝剂和抗血小板聚集药。

3.局灶节段性肾小球硬化：有研究表明，延长口服激素的疗程至5~8个月，可使30%~60%的患者完全缓解。对激素抵抗或依赖及反复发作的患者，多数学者主张联用激素和细胞毒性药物，因为细胞毒性药物能明显降低复发率和延长缓解期，并可减少泼尼松用量。

目前推荐的方案为先给予大剂量激素治疗8周，有效者按微小病变型肾病治疗。无效者有以下选择：①激素减至小剂量并维持4～6个月；②激素减至小剂量，隔月加细胞毒性药物1个月，疗程6个月；③激素快速撤减，对症处理。

局灶阶段性。肾小球硬化属较典型的肾小球高灌注性疾病，可试用ACE I部分临床研究证实ACEI能有效地减少尿蛋白、保护肾功能。

4.重度系膜增生性肾小球肾炎及系膜毛细血管性肾小球肾炎：两者均属重度增生性肾小球疾病，常较快地发生肾功能不全，预后差。若已出现慢性肾衰竭，一般不用激素及细胞毒性药物；若肾功能正常，则可试用一个激素标准疗程或隔日疗法，越早治越好，2个月后逐渐减量，4～6个月无效则停用，如有效可将激素维持在最低有效量。合用抗凝剂及抗血小板解聚药对稳定肾功能、减少尿蛋白可能有益。该类NS尿蛋白转阴困难，治疗目的在于改善症状、保持肾功能。因此，对症处理和控制高血压就显得尤为重要。

（五）并发症防治

1.感染：通常在使用激素治疗时无须应用抗生素预防感染，但一旦发生感染则应及时选用对致病菌敏感、强效且无肾毒性的抗生素积极治疗。

2.血栓及栓塞并发症：当血浆血蛋白<20g/L时，可能存在高凝状态，应行预防性抗凝治疗。常用肝素1 875～3 750U皮下注射，每6h1次；或用低分子肝素（LMWH）0.4mL，皮下注射，每12h 1次，维持凝血时间于正常的1倍。还可辅用抗血小板聚集药，如双嘧达莫每日300～400mg，或阿司匹林每日40～300mg，分次口服。已发生血栓、栓塞者在3d内（最佳在6h内）进行全身或局部溶栓，可给予尿激酶或链激酶100万～150万U加入5%葡萄糖注射液中1h内静脉滴注完，每日1次，同时配合抗凝治疗，抗凝药持续应用半年以上。

3.急性肾衰竭：治疗措施包括：①应用袢利尿剂，冲刷阻塞的肾小管管型；②有透析指征者进行血液透析；③原发病治疗；④口服碳酸氢钠碱化尿液，以减少管型形成。

4.高脂血症应用：降脂药物，可选用降胆固醇为主的羟甲戊二酸单酰辅酶A（HMG-CoA）还原酶抑制剂，如辛伐他丁20mg，或氟伐他汀20mg，晚餐时顿服；亦可选用降三酰甘油为主的氯贝丁酯类，如非诺贝特100mg，或苯扎贝特200mg，每日3次口服。

第四节　糖尿病肾病

糖尿病肾病又称糖尿病肾小球硬化症，是糖尿病导致的肾脏并发症，在西方国家终末肾衰竭患者中此病占首位，我国发病率也在日益提高。其临床主要表现为蛋白尿、水肿、高血压和肾功能不全。

【诊断】

1.有糖尿病病史，或出现糖尿病的其他慢性并发症。

2.尿中出现微量白蛋白尿或大量蛋白尿。

3.肾活检病理检查早期见肾小球基底膜增厚，中晚期可出现结节性、渗出性或弥漫性肾小球硬化。硬化共同的特点为嗜伊红及PAS染色阳性。

符合上述1~2项为临床糖尿病肾病，有3项可确诊。

【分期诊断】

第一期（肾小球高滤过期）：仅肾小球滤过率增高，尿白蛋白排泄率正常，尿常规化验正常。

第二期（正常白蛋白尿期）：休息时尿白蛋白排泄率正常（$<20\mu g/min$），但运动后增高，尿常规化验正常。

第三期（早期糖尿病肾病期）：尿白蛋白排泄率持续增高（$20\sim200\mu g/min$），尿常规化验仍正常。

第四期（临床糖尿病肾病期）：尿常规显示尿蛋白阳性即进入此期，尿蛋白量渐进增多至出现大量蛋白尿（$>3g/d$）及肾病综合征。肾小球滤过率渐进下降。

第五期（肾衰竭期）：肾功能损害至肾衰竭即进入此期，最终进入尿毒症。肾衰竭早期仍常伴大量蛋白尿及肾病综合征，晚期时尿蛋白逐渐减少。

【治疗与预防】

1.一般治疗：包括糖尿病教育、饮食治疗和运动疗法。无论早期或晚期的糖尿病肾病饮食，均应限制蛋白质摄入量，国外推荐为每日0.8g/kg体重，一旦GFR开始下降，应更严格限制蛋白质摄入（每日0.6g/kg体重）。限制食盐的摄入量，伴高血压和水肿者应严格限制在每日3g。对肾功能正常者可不必严格限制磷的摄入，在氮质血症期每日磷摄入应低于600mg。应低脂饮食，还应注意补充叶酸等维生素和铁剂。

2.控制高血糖：从患糖尿病起，并贯彻疾病始终，都应通过饮食治疗及降糖药物治疗认真控制血糖，且应认真达到如下指标：空腹血糖＜6.1mmol/L（110mg/dl）；餐后血糖＜8.0mmol/L（144mg/dl）；糖化血红蛋白＜6.2%。

3.应用血管紧张素转换酶抑制剂：从尿白蛋白排泄率增高开始，无论有无高血压，均应开始服用血管紧张素转换酶抑制剂，已证实能延缓肾损害进展。亦可应用血管紧张肽Ⅱ受体拮抗剂替代血管紧张素转换酶抑制剂。

4.控制高血压：应首选长效血管紧张素转换酶抑制剂或血管紧张素Ⅱ受体拮抗剂治疗，但是为有效控制血压还常需配合应用其他降压药（如小剂量利尿剂及钙通道阻滞剂）。血压应力争降至如下水平：尿蛋白阴性或＜1.0g/d的患者应＜130/80mmHg（平均动脉压97mmHg），尿蛋白＞1.0g/d的患者应＜125/75mmHg（平均动脉压92mmHg）。

5.控制高血脂：应通过饮食及药物治疗控制高血脂，以胆固醇增高为主者宜选用HMG-CoA还原酶抑制剂治疗，而以三酰甘油增高为主者宜选用氯贝丁酯类治疗。

血脂应力争达到如下指标：总胆固醇＜4.5mmol/L，LDL-chol＜2.5mmol/L，HDL-chol＞1.1mmol/L，三酰甘油＜1.5mmol/L。

6.利尿消肿：糖尿病肾病综合征患者利尿消肿常十分困难，一般需先静脉点滴低分子葡萄糖酐扩容，而后再静脉注射袢利尿剂（呋塞米或布美他尼）方可利尿，严重病例尚需利用血液净化技术超滤脱水。并应严格限制食盐热量（＜3g/d）。

7.肾脏替代治疗：糖尿病肾衰竭患者进行肾脏替代治疗要比其他肾病早。

肾功能达到如下指标即应开始：血清肌酐＞530μmol/L（6mg/dl），肌酐清除率＜15～20mL/min。

（王宗格　李士东　于清　刘洋　王相璞）

第五章　神经内科疾病

第一节　短暂性脑缺血发作

【概述】

短暂性脑缺血发作（TIA）又称小卒中，系指各种原因所致脑局部血流短暂、反复的受限或中断，导致缺血区的局限性神经功能障碍，每次发作多持续数分钟至数h，最长不超过24h，常反复发作。

【病因】

尚不完全清楚。微栓子可能是TIA的重要原因，TIA发作多是在脑动脉粥样硬化的基础上，栓子来源多为颅外动脉（主动脉弓或颈内外动脉分叉处）粥样硬化斑脱落，形成微栓子随血流移向小动脉，引起神经功能缺失症状，栓子在24h内被纤溶系统溶解而使症状恢复，可反复发作。血流动力学变化、血管痉挛或受压、血液成分变化、心脏病、血液病、颈椎病等与TIA发生有关。

【临床表现】

好发于50岁以上患者，起病突然，常无预兆，多在清醒时发作。历时短暂，反复发作，症状刻板性再现，恢复后通常不遗神经功能缺损症状。受累血管不同，其神经缺失表现也不同。

（一）颈内动脉系统 TIA

包括：①瘫痪：病灶对侧单瘫或轻偏瘫；②感觉障碍：病灶对侧单肢体或偏身麻木感；③失语：多呈运动性不全失语或感觉性失语；④病灶侧短暂性单眼失明；⑤精神障碍：可有定向力丧失、思维停顿及情绪紊乱。

（二）椎 - 基动脉系统 TIA

包括：①眩晕发作：可有恶心、呕吐及眼球震颤，不伴有耳鸣；②晕厥发作及猝倒发作；③吞咽障碍、构音障碍；④共济失调；⑤复视，偏盲或视幻觉；⑥记忆障碍，多为短暂性遗忘；⑦交叉性瘫痪。

TIA患者1/3在5年内发展为脑梗死，1/3反复发作持续多年，1/3自行停止。

【辅助检查】

1.电子计算机X线体层摄影（CT）和磁共振成像（MRI）：绝大多数的TIA患者CT与MRI扫描为正常影像，但偶可发现有腔隙性梗死的改变，称为TIA型腔隙性脑梗死。

2.数字减影脑血管造影（DSA）和经颅多普勒超声（TCD）：能够确定血管狭窄部位和程度。此外，DSA可显示侧支循环情况，TCD可显示病变血管的血流方向。

3.正电子发射计算机体层扫描（PET）：可显示受累区域脑血流量降低，并可反映缺血灶代谢性异常和氧离解分值增高。

4.颈椎摄片：可见骨质增生或椎间隙变窄。

【诊断】

根据该病发病的突发性、反复性、短暂性和刻板性的特点，其神经功能缺损症状可以用某一血管综合征解释，一般诊断不难。但需与以下一些疾病鉴别：

1.癫痫：发作每次发作时间短，以抽搐为主要表现，亦可为感觉性发作。脑电图检查可发现局部脑波异常。

2.偏头痛：常有家族史，多见于青春期。反复发作性偏侧头痛，常两侧交替出现，往往有视觉先兆，头痛多较严重。神经功能障碍完全恢复多超过24h。间歇期血管造影正常。

3.晕厥：发作多在直立位置时发生，发作时面色苍白、冷汗、意识丧失、脉搏细弱、血压下降，平卧后症状迅速恢复。

4.眩晕：发作眩晕时伴有恶心、呕吐、眼球震颤和站立不稳等症状。周围性眩晕多伴有耳鸣，前庭功能检查异常。中枢性眩晕持续时间较长，多为数日到数周，若详细收集病史可找到产生眩晕发作的各种原因。

【治疗】

（一）病因治疗

一旦确诊为TIA，应当积极寻找病因和诱因，处理脑卒中的各种危险因素，如控制高血压、糖尿病、心脏病、高脂血症和高黏滞度血症等，戒烟、减少乙醇摄入等。稳定情绪，改善睡眠，防止过劳等对减少TIA的发作也很重要。

高血压患者理想的控制水平为18.6/12.0kPa（140/90mmHg）以下，患糖尿病者为17.3/11.3kPa（130/85mmHg）以下。长期严重的高血压患者，血压控制水平可酌情适当提高。

糖尿病患者理想的空腹血糖水平宜在7.2mmol/L以下，餐后2h宜在8.3mmol/L以下。饮食控制加口服降糖药物或胰岛素的应用，是控制血糖水平的主要方法。

高脂血症患者首先应控制脂肪和胆固醇的摄入，增加体力活动，维持合适的体重。如果血脂水平仍较高，特别是低密度脂蛋白胆固醇（LDL-C）＞3.4mmol/L，宜给予降脂药物，治疗的目标值为＜2.6mmol/L。

体力活动很有必要，每周至少3～4次，每次30～60min。

（二）血小板凝聚抑制剂

1.阿司匹林每次300mg，每日1次，口服。

2.双嘧达莫每次50mg，每日3次，口服。

3.己酮可可碱每次0.1～0.2g，每日3次，口服。

4.噻氯匹啶每次250mg，每日1次。

（三）抗凝疗法

不推荐为常规治疗方法，可采用口服抗凝疗法，双香豆素乙酯0.1～0.2g，每日2～3次。连续用药1年停药，用药期间凝血酶原时间维持在正常的2～3倍，凝血酶原活动度在30%～40%。如有出血征象及时停药，或口服维生素K、维生素C、钙剂等。高血压、溃疡病、肝肾疾患、血液病等患者禁用。也可采用小剂量肝素疗法，肝素12 500U加入5%葡萄糖注射液1000mL，每分钟10～20滴，每日1次，5～7d为1个疗程。

（四）扩血管药物

1.罂粟碱30～60mg，每日3次，口服。皮下肌内注射相同剂量，每日3次。或30～60mg，加入5%葡萄糖注射液500mL，每日1次，静脉滴注。

2.烟酸0.1g，每日3次口服，或0.1g加入5%葡萄糖注射液500mL，每日1次，静脉滴注。

3.倍他司汀10mg口服，每日3次，或每日2次肌内注射。亦可20mg加入5%葡萄糖注射液500mL，每日1次，静脉滴注，对椎—基动脉系统缺血效果较好。

4.5%碳酸氢钠200～300mL，每日1次，静脉滴注。

5.山莨菪碱（654-2）10～20mg，每日3次，口服，或每日2次肌内注射。亦可20mg加入5%葡萄糖注射液500mL内静脉滴注。

6.1%普鲁卡因70～80mL加入5%葡萄糖注射液中静脉滴注，每日1次。用药前做过敏试验。

以上各药7～10d为1个疗程。

（五）改善脑循环，增加脑血流量

1.低分子葡萄糖酐500mL，每日1次，静脉滴注，14d为1个疗程。

2.曲克芦丁0.2～0.4g，每日3次，口服。0.2g肌内注射，每日2次。0.4g加入5%葡萄糖注射液500mL内静脉滴注，每日1次，20d为1个疗程。

（六）外科治疗

1.颅外颈动脉疾病：狭窄70%～99%者，宜行颈动脉内膜切除术，狭窄50%～69%者宜依据患者的临床情况和手术的安全性做选择，狭窄＜50%者，宜首选抗血小板聚集药治疗。颈动脉分叉部的狭窄不推荐常规血管内治疗。对经药物治疗无效的前循环缺血患者可考虑旁路外科治疗。

2.椎—基底动脉缺血的治疗：对有明显的椎-基底动脉狭窄，虽经药物治疗仍有持续发作者，可行外科或血管内治疗。

第二节　脑梗死

一、脑血栓形成

【概述】

脑血栓形成是由于颅内动脉本身病变形成的血栓、管腔内狭窄和凝血，引起某脑动脉供血区内脑组织缺血和梗死性坏死而产生相应临床症状和体征。占全部脑卒中患者的70%～90%。

【病因】

（一）常见病因

动脉粥样硬化、高血压、高脂血症、糖尿病等。主要由于动脉内膜损伤或溃疡形成后，胆固醇沉积于内膜下层，引起血管壁脂肪透明变性，进一步纤维增生，动脉变硬迂曲，管壁厚薄不均；血小板及纤维素等有形成分黏附聚集，形成血栓，血栓渐渐扩大，最终使动脉完全闭塞。

（二）少见病因

各种原因所致的脑动脉炎、结缔组织疾病、先天性脑血管畸形、真性血细胞增多症、高凝状态、药物性血管病、高纤维蛋白血症、高黏血症等。常发生于血流缓慢、血压下降或易凝血情况下。

【临床表现】

（一）一般特点

1.60岁以上老年人多见，有脑动脉粥样硬化史或有短暂脑缺血发作史，多伴有高血压、冠心病或糖尿病。

2.大多在安静状态下较急起病，在1～3d内病情达到高峰。

3.患者意识多清楚，生命体征一般无明显变化。多无头痛、呕吐、二便失禁。

4.眼底有动脉硬化改变，无脑膜刺激征。

（二）脑局灶性损害症状和体征

1.颈内动脉系统闭塞有明确的偏瘫、失语者。

1）颈内动脉闭塞：颈内动脉本身闭塞多分为三型：

（1）急性脑卒中型：约占比30%。突然偏瘫、昏迷、失语。

（2）反复发作型：约占比45%。反复发作，最后呈完全性脑卒中。

（3）慢性进行型：约占比25%。产生痴呆及高颅压征象。

根据以下几点可定位于颈内动脉闭塞：

（1）偏瘫对侧颈内动脉搏动减弱或消失。

（2）偏瘫对侧颈部或眼眶部可闻及血管杂音。

（3）偏瘫对侧眼失明或一过性黑蒙。

（4）偏瘫对侧眼Hortier征。

（5）偏瘫对侧脑电图慢波、α波减少。

（6）压迫偏瘫对侧颈内动脉易致晕厥。

（7）偏瘫对侧视网膜动脉压下降，颞浅动脉额支扩张及搏动增强。

（8）偏瘫对侧眼眶上部皮温降低，或静脉注射10%葡萄糖酸钙10mL，偏瘫对侧头部无温热感。

（9）颈内动脉造影证实。

2）大脑中动脉闭塞：大脑中动脉是颈内动脉的直接延续，因此发病率较高。

（1）主干闭塞：起病较急、病变较重，可有意识障碍。三偏征、偏瘫较重。两眼凝视病灶侧，右侧半球病变可有完全性失语和失用症。

（2）中央支（深支）闭塞：偏瘫上下肢均等，感觉障碍轻微，主侧半球病变可有失语症。

（3）皮质支闭塞：偏瘫肢体程度不等，头面部、上肢重于下肢，伴有感觉障碍。主侧半球可表现运动性失语。亦可有体像障碍、失语症等。

3）大脑前动脉闭塞：偏瘫的下肢重于上肢；患者出现精神症状，如迟钝、淡漠或欣快、夸大、精神错乱等；表现强握反射和摸索动作及二便障碍。

2.椎-基底动脉系统闭塞

1）大脑后动脉闭塞

（1）皮质支闭塞：出现对侧同向性偏盲伴有黄斑回避现象，可有记忆障碍、命名性失语、视觉否认、皮质失明。主侧半球病变有失读，非主侧半球病变可有体像障碍。

（2）中央支（深支）闭塞：出现对侧偏身感觉障碍、感觉异常、感觉过度、丘脑性疼痛及锥体外系症状（舞蹈、手足徐动、震颤），上述又称丘脑综合征。

2）椎-基底动脉缺血或闭塞

（1）最常见眩晕，可合并恶心、呕吐。

（2）眼球震颤。

（3）耳鸣或突发神经性耳聋。

（4）颅神经麻痹，以Ⅸ、Ⅹ损害致吞咽障碍、构音障碍多见。

（5）交叉性运动障碍或感觉障碍。

（6）双眼凝视偏瘫侧。

（7）感觉性或运动性共济失调。

（8）猝倒发作，或无动性缄默症，或闭锁综合征。

（9）基底动脉主干闭塞引起四肢瘫、延髓麻痹、昏迷，常迅速死亡。

3）小脑后下动脉闭塞：此是唯一基底动脉的重要分支，闭塞后产生特殊症状，称Wallenberg综合征。

（1）病变侧小脑性共济失调。

（2）眩晕、眼球震颤、恶心、呕吐。

（3）病变侧软腭、声带麻痹、吞咽困难、构音障碍。

（4）病变侧眼 Homer 征。

（5）交叉性感觉障碍：病侧面部和对侧偏身感觉障碍。

（三）临床类型

1.按发病形式和病理特点分型

（1）急性型：起病在 6h 内病情即达到高峰。病情一般较重，可有昏迷，又称完全性脑卒中。

（2）亚急性型：病情在起病 6h 至数日内达到高峰，一般在 3d 之内，不超过 2 周，又称进展性脑卒中。

（3）慢性进展型：此型在起病 2 周后症状仍逐渐进展。需同颅内肿瘤及硬膜下血肿鉴别。

（4）可逆性神经功能缺损（RIND）：神经症状一般在 24～72h 才开始恢复，病程在 3 周以内，不遗有神经功能缺损。

2.按梗死范围和血管闭塞部位分型

（1）大面积梗死型：多由较大动脉闭塞引起广泛性梗死，常有明显脑水肿、颅内压增高，也可发生出血性梗死。病情较重，需同脑出血鉴别。

（2）脑隙梗死型：多系深穿支动脉闭塞所致小灶性梗死，症状较轻，预后较好。

（3）分水岭梗死型：多由大脑前、中、后动脉皮质支远端闭塞所致，在联合区处发生缺血性坏死。梗死范围介于前两型之间。

【辅助检查】

（一）CT 和 MRI

CT 扫描在 24～48h 以后可见低密度梗死区。MRI 扫描在发病短时间内出现 T1 和 T2 长信号。信号强度变化可区分梗死和水肿。

（二）脑血管造影

脑血管造影（包括 DSA）可显示血栓形成部位、程度和侧支循环情况。

（三）头部 X 线平片

有时可发现颈内动脉钙化影。

（四）超声检查

多普勒超声能显示血管闭塞情况和血流方向变化。A型超声在大块梗死2～3d后见有中线移位变化。

（五）脑脊液检查

大面积梗死者压力增高，并发生出血性梗死，发病24h后可见有血细胞。

（六）血液流变学检查

可发现全血黏度增高及血小板聚集性增加。

（七）单光子发射体层显影（SPECT）和正电子发射计算机体层扫描（PET）

SPECT可显示局部脑血流量（γCBF）减少区，其变化早于CT。γCBF数值降低程度有助于判断颈后。PET、在出现脑结构性损害之前可显示病理性异常，有助于及早防治；在血管闭塞后梗死区血流量减少，氧解离分数和氧代谢率降低，周围区出现过度灌流现象。

【诊断】

1.中老年患者多在安静状态下发病。

2.明确的动脉粥样硬化症、糖尿病、高脂血症以及短暂性脑缺血发作等病史。

3.病后意识多清楚，较少有头痛及呕吐。

4.明显的可用某一血管综合征解释的局限性神经体征，且持续24h以上，眼底及颅外颈动脉硬化明显。

5.CT或MRI检查可明确诊断。

6.鉴别诊断的重点应排除蛛网膜下隙出血、脑出血、脑肿瘤、颅内感染等疾病。

【治疗】

（一）急性期治疗

1.治疗原则

（1）早期治疗，早期预防：急性脑梗死患者发病后的治疗应尽早开始，最好在6h内进行，发病6h后的患者也应积极治疗。一旦脑卒中的危险因素确定应尽早开始预防性治疗。

（2）联合治疗：采用多种有效的治疗方法阻断脑梗死后的病理生理过程，治疗方法的选择应依据循证医学的结论。

（3）个体化治疗：依据每个患者的实际情况选择具体的治疗。

（4）康复：应遵循早期、系统化、个体化、家庭化或社区化原则，制定康复计划和选择康复措施。

2. 一般治疗

1）卧床休息，加强皮肤、口腔、呼吸道及尿道护理，防治各种并发症。起病48h后不能进食者应鼻饲。

2）呼吸功能维持及呼吸并发症的预防

（1）$PaCO_2$ 3.3~4.7kPa（25~35mmHg），$SaO_2 > 90\%$。

（2）呼吸道感染的防治。

（3）肺栓塞的防治。

（4）深静脉血栓的预防：低剂量肝素每日5 000~10 000U，皮下注射。低分子量肝素（速避凝）4 000U，每日1~2次，皮下注射。

（5）必要时氧气吸入与气管切开，给予人工辅助呼吸。

3）心血管问题的处理

（1）心律失常（心房纤颤、致死性心律失常）的防治，必要时应行心电监护，给予钙通道阻滞剂和（或）β受体阻滞剂治疗。

（2）心房高压的防治：心房高压可原发性高血压或继发于脑卒中，影响心脏功能者，应给予合适的处理。

（3）血压的控制：应依据病前是否存在高血压、病后血压升高的水平和γCBF测定结果确定血压控制水平，如果血压高于26.7/16.0kPa（200/120mmHg），宜给予降血压药物治疗，宜选用肾上腺素α、β受体阻滞剂，如拉贝洛尔、乌拉地尔；血管紧张素转换酶抑制剂，如卡托普利；突触前肾上腺素 $α_2$ 受体激动剂，如可乐定，亦可酌情选用利舍平（利血平）、硝普钠和硫酸镁等。

4）颅内高压与脑水肿的处理：有临床脑水肿和颅内高压征象者应给予下列处理。

（1）保持头高脚低位20~30°。

（2）甘露醇：首剂30min内50g，以后每次25~50g，每6~8h 1次，静脉滴注。亦可与10%白蛋白和（或）利尿剂使用，监测血浆渗透压和颅内压变化是必要的。

5）调整血糖水平：过高和过低血糖水平均会加重脑损害，故血糖水平宜控制在6~9mmol/L水平。

6）水电解质平衡的处理：每日宜给予半糖盐水（含0.45%氯化钠和5%葡萄糖注射液）1 500～2 000mL，有发热、腹泻、呕吐或消化道出血者，应适当增加补液量。有抗利尿激素分泌异常综合征者，应补充钠盐，适当限水，必要时应给予氟氢化可的松或呋喃丙氨酸。

7）其他处理：包括预防和处理压疮、肺部感染和尿路感染等，如果有抑郁和焦虑症状或睡眠障碍者也应给予相应的药物治疗，以免影响疾病的预后。

3.特殊治疗

1）溶栓治疗：目的在于溶解血栓栓塞病变，迅速恢复血流，建立病灶区的再循环。可供选择的药物有尿激酶（UK）、组织型纤维蛋白溶酶原激活剂（t-PA）或重组织型纤维蛋白溶酶原激活剂（rt-PA）。治疗窗前者为6h，后者为3h。溶栓治疗尚在临床试验之中，除rt-PA外，确切疗效有待进一步评价，不推荐临床常规应用。

2）抗栓治疗

（1）抗凝治疗：目的在于防止血栓的扩延和新的血栓形成。可供选择的药物有肝素、低分子肝素和藻酸双酯钠。有心律失常和心室运动障碍的脑梗死患者、进展性脑卒中和有颈动脉狭窄或闭塞的患者可选用，确切疗效有待进一步证实，目前仍不推荐常规临床应用。

（2）抗血小板聚集治疗：阿司匹林每日150～300mg，治疗急性脑梗死有肯定疗效，推荐使用。

3）降纤治疗：通过降解血浆中的纤维蛋白原，增强纤溶系统活性，抑制血栓形成，达到溶解血栓的作用。可供选择的药物有降纤酶、巴曲酶、安克洛酶等。确切疗效尚在临床评价之中。

4）清除自由基

（1）维生素E 50～100mg，每日3次，口服。维生素E烟酸酯胶囊比单方维生素E更好。

（2）20%甘露醇250mL静脉滴注，每日1～2次。

（3）倍他米松0.5mg，每日2次，口服。

（4）辅酶Q_{10} 10mg，每日3次，口服。

（5）其他：有肾上腺糖皮质激素、维生素C、别嘌醇等。

5）改善微循环，增加脑血流量

（1）低分子葡萄糖酐500 mL，每日1次，静脉滴注，14 d为1个疗程。

（2）曲克芦丁0.2～0.4 g，每日3次，口服；或0.2 g肌内注射，每日2次；或0.4 g. 加入5％葡萄糖注射液500 mL内静脉滴注，每日1次，20 d为1个疗程。

6）扩血管治疗

（1）罂粟碱30～60 mg，每日3次，口服；或30～60 mg加入5％葡萄糖注射液50 mL，静脉滴注，每日1次，7～10 d为1个疗程。

（2）烟酸0.1 g，每日3次，口服；或0.1 g加入5％葡萄糖注射液500 mL静脉滴注，每日1次，7～10 d为1个疗程。

（3）血管舒缓素10 U，每日3次，口服；或10～20 U肌内注射，每日1～2次。

（4）环扁桃酯100～200 mg，每日3次，口服。

（5）5％碳酸氢钠200 mL静脉滴注，每日1次，7～10 d为1个疗程。血管扩张剂适用于症状轻微、梗死灶小，或起病缓慢的病例。亦适用于起病之初3 d内或3周后即血管自动调节反应正常时。目前认为，血管扩张剂疗效不肯定，有可能产生脑内盗血现象，引起颅内压增高，扩大出血性梗死灶，降低全身血压，减少脑循环血量，多数学者反对急性期使用。

7）血液稀释疗法：适应证为急性脑梗死发病不超过48 h，完全性脑卒中；无心衰体征，无心肌梗死及心绞痛；无严重高血压、无肾功能衰竭及昏迷；未用抗凝治疗，无颅内压力增高者。

（1）高容量稀释法：通过输液使血容量增加。常用低分子葡萄糖酐1000 mL和其他液体1000 mL以普通速度静脉滴注，每日1次，持续7～14 d。亦可静脉切开每日放血300 mL，直到血细胞比容达30％～36％时结束。

（2）等容量稀释法：静脉放血量与输入量相等。静脉切开每日放血300 mL，同时输入等量的低分子葡萄糖酐，直到血细胞比容达30％～36％时疗程结束。

（3）低容量稀释法：放血量大于输液量多适用于高血压、心衰和肺水肿病例。静脉切开每日放血300～500 mL，同时输入低分子葡萄糖酐量少于放血量。亦可用白蛋白、血浆、10％羟乙基淀粉替代低分子葡萄糖酐，直到血细胞比容达30％～32％时为止。

8）脑细胞恢复剂

（1）三磷酸腺苷（ATP）40 mg肌内注射，每日1次；或静脉滴注。

（2）辅酶A 100 U肌内注射，每日1次；或静脉滴注。

（3）胞磷胆碱0.5g肌内注射，每日1次；或静脉滴注。

（4）吡拉西坦0.4g，每日3次口服。

（5）吡硫醇0.1g，每日3次口服。

（6）B族维生素和维生素C。

（7）都可喜1片，每日2次，口服。

（8）脑活素10mL加入生理盐水500mL静点，每日1次，10~15d为1个疗程。

（9）胎脑注射液10mL加入5％葡萄糖注射液或生理盐水中静脉滴注，1月为1个疗程。

9）钙通道阻滞剂

（1）尼莫地平40mg，每日3次，口服。

（2）硝苯地平10mg，每日3次，口服。

（3）氟桂利嗪5mg，每日1次，口服。

10）康复治疗：有肯定疗效，推荐使用。

11）外科治疗：可酌情选用血栓内膜切除术、颅内外动脉吻合术或架桥术等多种方法，应依据患者情况和医院条件确定。

（二）恢复期治疗

1.尽早给予瘫痪肢体被动运动及按摩，防止关节挛缩畸形及足下垂。

2.理疗、功能训练可促进神经功能恢复。

3.促进神经细胞代谢药物如都可喜、吡拉西坦、脑活素、胞磷胆碱和维生素类。

（三）预防性治疗

脑梗死一旦确认，应当积极寻找脑卒中的危险因素，例如高血压、心脏病、高脂血症、吸烟和糖尿病等，调整这些危险因素对预防脑梗死或短暂性脑缺血发作（TIA）是很重要的。阿司匹林每日75~300mg，每日1次，晚餐后服用；或噻氯匹定250mg，每日2次，口服，对预防复发有效；华法林对心房纤颤患者的脑卒中预防有益。

二、脑栓塞

【概述】

脑栓塞系指栓子经血液循环流入脑动脉，血流阻断产生相应区域脑功能障碍。栓子进入脑循环后，一方面因阻塞血流导致脑动脉供血区发生脑梗死，另一方面因栓子刺激致脑血管痉挛而出现相应神经功能障碍。

【病因】

（一）心源性栓子

本病绝大多数为心源性，占全部栓塞病例的60%～80%，尤其伴有房颤时易使附壁血栓脱落。

（二）非心源性栓塞

1.主动脉弓及较大动脉粥样硬化斑块和附着物脱落。

2.长骨骨折、长骨手术或脂肪组织严重挫伤后引起的脂肪栓塞。

3.人工气胸、输卵管通气等引起的气体栓塞。

4.其他如瘤栓、菌栓、寄生虫卵栓、异物性栓子等。

（三）来源未明栓子

个别病例栓子来源不明。

【临床表现】

1.病史，有心脏疾病史、手术史和创伤史。

2.多在活动中或运动状态变化时突然发病，数秒钟内病情达到高峰。

3.神经征象：病情轻重与栓子数量和栓塞血管部位有关，常见有偏瘫、失语、偏身感觉障碍、偏盲、部分有意识障碍、局灶性癫痫、交叉性瘫痪、眩晕和颅内压增高表现。定位体征参见脑血栓形成中有关内容。

4.可有全身其他部位或脏器栓塞表现。

【辅助检查】

（一）CT 和 MRI

两者均可发现心脏内血栓形成，脑部梗死影像变化与脑血栓形式相同。合并出血性梗死者，CT成像表现为梗死灶内有片状高密度影，多按血管分布；MRI表现为梗死灶内出现片状T_1、T_2高信号影，但其出血产生的信号变化较CT迟。

（二）脑脊液

可完全正常，亦可压力升高。出血性梗死灶者有血细胞增加，感染性栓塞者白细胞增加，脂肪性栓塞者可有脂肪球。

（三）脑血管造影（包括 DSA）

可在发病初的几日内有动脉影消失征；心脏B超能证实心房或心室内附壁血栓存在与否，能检查心脏形态学变化；脑部A超可在发病2～3d后查中线移位情况。

（四）心电图

可反映心肌损害和心律失常情况。

【诊断】

1.发病急骤，病情进展迅速，数分钟内达高峰。

2.局灶性脑缺血症状、周围皮肤黏膜和（或）内脏栓塞症状。

3.明显的原发疾病及栓子来源。

4.CT或MRI检查可明确诊断。

【治疗】

（一）原发病治疗

对于根除栓子来源、防止栓塞复发很重要。如对心脏病进行手术治疗，对细菌性心内膜炎抗生素治疗，对减压病进行高压氧舱治疗等。血小板抑制剂对防止心血管附壁血栓形成有重要意义。

（二）急性期治疗

1.针对栓子治疗

（1）脂肪性栓塞：可缓慢静脉注射20％去氧胆酸钠5～10mL，每2h 1次；或肝素10～50mg，每6～8h 1次；或5％碳酸氢钠250mL静脉滴注，每日1次。

（2）感染性栓塞：应给予强有力抗生素，防止发生脑内感染及扩散。

（3）空气性栓塞：采取头低位或高压氧舱治疗。

（4）血栓性栓塞：在没有出血倾向时进行抗凝或溶栓治疗，参见脑血栓形成中有关介绍。

上述情况多适用于发病最初几日内治疗。

2.脑梗死治疗：参见脑血栓形成中有关内容。

3.对症处理：对心力衰竭、心律失常、颅内压增高、癫痫进行相应治疗。

（三）恢复期治疗

治疗原则同脑血栓形成。在此阶段内宜多应用脑代谢活化剂，如三磷酸腺苷、辅酶A、细胞色素C、胞磷胆碱、都可喜、吡硫醇等。

（四）手术治疗

内科治疗无好转或效果不显著、栓塞范围较大者，可考虑做颅内—颅外动脉吻合术。

第三节　原发性脑出血

【概述】

脑出血系指非外伤性原因引起的脑内血管破裂而导致的脑实质或脑室内出血。其发病率和死亡率很高，最常见出血部位是基底节区，依次是脑叶、脑桥、小脑。

【病因】

最常见病因为高血压性脑动脉硬化血管破裂，其他病因可有脑血管畸形、动脉瘤、各种出血性疾病或溶栓治疗后血管壁破裂出血。出血动脉主要是豆纹动脉、旁正中动脉和小脑齿状核动脉。

【临床表现】

（一）病史及诱因

患者多有高血压或脑动脉硬化史，年龄多在50岁左右，寒冷季节发病率较高。发病多有明显诱因如情绪激动、精神紧张、饮酒过多、兴奋、剧烈运动或劳动、咳嗽、排便等。多起病突然，病情进展迅速，大多在几h内达到高峰。

（二）主要症状

为头痛、呕吐、意识障碍、二便失禁、血压上升、呼吸深大鼾声、呕吐物可为咖啡色样，可有脑膜刺激征。

（三）神经定位征

因出血部位不同而体征各异。

1.基底节附近出血占脑出血的70%～80%。

（1）三偏症状：病灶对侧偏瘫及中枢性面舌瘫，病灶对侧视野同向性偏盲，病灶对侧各种感觉障碍。病初因脑休克阶段，瘫痪呈弛缓性，数日至数周后肌张力逐渐升高，转变为痉挛性瘫痪。

（2）主侧半球出血者有失语，呈运动性失语、感觉性失语或混合性失语。

（3）头及双眼向出血侧偏斜。

（4）重症出现脑疝，病侧瞳孔散大，生命指征变化，深昏迷，去大脑强直。

2.脑叶出血约占脑出血的10%，出血部位在大脑皮质下白质。

（1）以颅内压增高症状为主要特点，意识障碍较轻，可出现部分性癫痫发作。

（2）额叶出血可有单瘫或轻偏瘫，智力障碍，运动性失语（主侧半球）。

（3）枕叶出血可有一过黑蒙或皮质盲，视觉失认。

（4）颞叶出血可有对侧视野上象限盲，感觉性失语，精神异常。

（5）顶叶出血可有对侧视野下象限盲，复合感觉障碍，失读（主侧）、失用。

3.脑桥出血占脑出血的8%～10%。

（1）轻症可表现面神经、展神经和肢体交叉性瘫痪，共济失调，核间性眼肌麻痹，双眼向瘫侧凝视。

（2）重症表现为深昏迷，中枢性高热，针尖样瞳孔，四肢多为弛缓性瘫痪，少数呈去脑僵直。多数在1～2d内死亡。

4.小脑出血约占一侧半球的齿状核部位。

（1）突然后枕区剧烈疼痛、眩晕、频繁呕吐。

（2）轻症者同侧小脑共济失调，肌张力降低，腱反射减弱，眼震。可有病侧周围性面瘫，无明显肢体瘫痪。

（3）重症者昏迷，眼球浮动，去脑强直及枕大孔疝征象。后者表现有呼吸和血压紊乱，双瞳孔散大，脑膜刺激征。

5.脑室出血原发性少见，约占比2%，多为继发性。前者表现有：

（1）突然昏迷，脑膜刺激征阳性，双侧病理反射阳性，四肢弛缓性瘫痪。

（2）生命指征不稳，阵发性强直性痉挛或去大脑强直。

（3）自主神经功能及代谢紊乱：中枢性高热、心律失常、中枢性肺水肿、应激性溃疡、高血糖、低血钾、酸中毒、尿蛋白、BUN升高等，面部充血、多汗。

【辅助检查】

（一）脑脊液检查

脑脊液压力增高，大多呈均匀血性。昏迷患者腰椎穿刺检查要慎重，以免诱发脑疝。

（二）头颅 CT 与 MRI

CT成像在发病后立刻显示出血灶为境界清楚的高密度影像。继之，周围水肿为低密度影像。CT成像能明确出血部位、血量、脑组织移位和脑室情况，对鉴别肿瘤和梗死有帮助。出血以后3~8周增强扫描有环状强化。MRI出现典型影像变化多在发病3d以后。T_1加权像出现周高中低信号影。T_2加权像为低信号影。1周以后T_2加权像逐渐转变为周高中低信号影。

（三）脑血管造影（包括DSA）

有明显的血管移位，出血灶位于大脑半球内出现无血管区，还可发现动脉瘤及畸形血管。

（四）脑电图

脑叶和底节区出血有局灶性慢波，如有严重脑水肿则出现双侧弥漫性异常脑电图。

（五）脑超声波

小脑半球出血大多都有中线波向健侧移位。

（六）心电图

出血刺激丘脑下部或颞叶内侧引起高大T波与假性酷似心肌梗死图形。

（七）血尿常规及生化

急性期常有明显异常变化，白细胞数量增多、尿糖及尿蛋白阳性、血糖升高、血钾降低、血尿素氮升高、CO_2结合力降低。

【诊断】

1.多为50岁以上的高血压患者。

2.常在情绪激动或体力活动时发病。

3.具有典型的急性期全脑症状和局灶性神经体征，病情进展快。

4.脑脊液压力增高，多数为血性。

5.CT或MRI检查可明确诊断。

【治疗】

（一）急性期治疗

急性期保持安静，尽量减少搬动，最好就地治疗，避免加重出血。

1.稳定血压：应根据病前是否有高血压、病后血压水平并结合发病年龄、颅内压监测水平及出血的病因等因素确定脑出血个体的最适血压控制水平。有高血压病者平均动脉压（MABP）宜低于17.3kPa（130mmHg）。对颅内压监测显示有颅内压增高者，脑灌注压宜＞9.3kPa（70mmHg）。术后MABP不宜＞14.7kPa（110mmHg），收缩压不宜低于12.0kPa（90mmHg）。根据血压升高的程度，控制过高血压，选择抗高血压药物；对收缩压＞30.7kPa（230mmHg）或舒张压＞18.7kPa（140mmHg）者，宜用硝普钠，对血压在24.0～30.7/14.0～18.7kPa（180～230/105～140mmHg）者宜用拉贝洛尔、依那普利等。对血压＜24/14kPa（180/105mmHg）者，密切观察，不宜给予抗高血压治疗。

2.控制颅内压：降低颅内压和控制脑水肿及防止脑疝形成是急性期处理的一个重要环节。快速静脉滴注20%甘露醇250mL，每6～8h 1次；也可用10%甘油500mL静脉滴注，每日1～2次；或应用呋塞米20～40mg加入25%葡萄糖注射液20～40mL静脉注射，6～8h重复1次；亦可将地塞米松10mg加入甘油或甘露醇中静脉滴注。

3.止血剂：一般认为，止血剂对脑出血治疗无效，可酌情选用6-氨基己酸、氨甲苯酸、酚磺乙胺、卡巴克络、云南白药、三七粉等。

4.支持疗法

（1）维持水、电解质、酸碱、维生素、能量代谢平衡：每日输液量以1 500～2 000mL为宜，糖和盐水比例要适当，每日补钾1～2g。若3～5d不能进食且无呕吐及胃出血者可鼻饲流质饮食。

（2）保持呼吸、循环、肾脏功能正常，并适当给氧。定时观察尿量、血压、脉搏、呼吸、心肺情况。

5.防治并发症及对症处理

（1）消化道出血：西咪替丁静脉滴注有预防作用。止血剂、凝血酶和氢氧化铝凝胶、冰牛奶有治疗作用。宜停用激素，必要时输新鲜血。

（2）中枢性高热：一般解热剂无效时可用冰袋或乙醇擦浴进行物理降温。使用吲哚美辛栓和安宫牛黄丸有一定效果。

（3）中枢性肺水肿：洋地黄无效可用α受体阻滞剂，如妥拉苏林或酚妥拉明治疗。泡沫吸氧可减轻缺氧症状，禁忌吗啡。

（4）合并感染：肺部和泌尿道易发生感染，应保持呼吸道通畅，随时清除口腔、喉部分泌物或呕吐物，定时侧卧叩背。有尿潴留和尿失禁者应留置导尿管，定时膀胱冲洗。出现感染宜根据药敏情况确定抗生素种类。

（5）预防压疮：定时翻身，清洁和按摩皮肤，保持功能位，受压部位应用软垫，可防止压疮发生。一旦发生压疮宜根据程度给予相应处理。

（6）头痛、躁动、呃逆、便秘应给予相应药物治疗。

6.手术治疗：目的在于清除血肿，解除脑疝，挽救生命和争取神经功能恢复。凡一般情况好、生命指征尚稳定、心肾功能无明显障碍、年龄不过大，并符合下述一项条件者可手术治疗。

（1）出血量大，有脑疝形成趋势者。出血量为脑叶＞40mL，基底节区＞30mL，小脑＞15mL时，目前多主张超早期手术。

（2）内科治疗病情恶化，病侧瞳孔出现散大者。

（3）脑脊液循环有梗阻，颅压进行性增高者。对重症脑出血在CT成像指引下局部钻孔注入尿激酶，实施碎吸术。脑室出血者可行脑室引流。

（二）恢复期治疗

恢复期治疗目的主要是促进瘫痪肢体功能恢复。

1.加强瘫侧肢体被动与主动运动锻炼。

2.物理疗法。

3.神经营养剂和脑细胞活化。

第四节　病毒性脑炎

【概述】

病毒性脑炎是一类由已知和未知的病毒直接感染脑部以脑皮质损害为主的炎性疾病。可发生于任何年龄，但以青壮年多见。多呈急性或亚急性发病，表现为大脑弥散性或局灶性损害的症状和体征。

【病因】

已知病毒有虫媒病毒、疱疹病毒（单纯疱疹病毒、水痘—带状疱疹病毒、巨细胞病毒）、肠源性病毒（脊髓灰质炎病毒、柯萨奇病毒、埃可病毒等）、腮腺炎病毒、麻疹病毒、狂犬病病毒等，尚有未知病毒。

【临床表现】

（一）病史

急性或亚急性起病，病程数日到数周。往往先有发热、头痛、恶心、呕吐、全身不适及上呼吸道感染等前驱症状。前驱症状一般持续一到数日。

（二）临床表现

表现为弥漫性和局灶性脑功能障碍特征。

1.发热：可为低热或持续高热。

2.头痛、呕吐：病初即有头痛、恶心、呕吐，逐渐加重。

3.精神异常：见于部分患者，可以为本病的主要表现，如欣快、躁动不安、健忘、智力障碍、思维不连贯、语言不清、答非所问、幻觉等，常易误诊为癔症和精神分裂症。

4.意识障碍：部分患者可有嗜睡、昏迷，甚至大小便失禁、去大脑强直。

5.偏瘫及抽搐：部分患者呈现额叶、颞叶损害的局灶症状，表现为一侧肢体抽搐、偏瘫、嗅觉丧失、视野缺损、失语等。

6.脑水肿：由于脑水肿，部分患者可有颅内压升高、视盘水肿，甚至发生脑疝。

【辅助检查】

1.血常规约半数病例白细胞总数及中性粒细胞升高。

2.脑脊液检查约半数病例各项检查正常，但也可有压力增高，白细胞数增多，以淋巴细胞为主，一般在$100 \times 106/L$以下，有时可见血细胞，蛋白含量常在$1g/L$以下，糖和氯化物正常。

3.脑电图多数为高波幅弥漫性慢波，有时可见尖波、棘–慢综合波，少数为局限性异常和弥漫性异常背景上有局灶性活动。

4.CT扫描可见灰质、白质中单个大小不等、界限不清的低密度灶。

5.病毒学检查有助于确定一部分已知病毒所致的脑炎。

【诊断】

根据病史、临床表现、脑脊液检查、脑电图结果、免疫学及颅脑影像学检查，常可做出诊断。

注意与下列疾病进行鉴别诊断：

1.化脓性脑膜炎：全身感染中毒症状较重，脑脊液呈化脓性改变，细菌涂片或培养阳性。

2.脑肿瘤：病程长，进展慢，高颅压症状明显。脑脊液以蛋白定量增高为主。CT和MRI检查可明确诊断。

3.结核性脑膜炎：发病较本病缓慢，病程长，脑脊液糖和氯化物降低，离心后沉渣涂片抗酸染色可找到抗酸杆菌。

【治疗】

（一）药物治疗

1.抗病毒药物

（1）阿昔洛韦：是目前治疗疱疹病毒性脑炎较为理想的药物，应用越早疗效越好。

用法为阿昔洛韦每次5~10mg/kg，每次静脉滴注1h，每8h静脉滴注1次，连续10d为1个疗程。本药毒性小，经肝、肾排出。少数患者可出现嗜睡、谵妄、震颤、皮疹、血尿、转氨酶升高等不良反应。

（2）阿糖腺苷：能透过血脑屏障，早期应用效果较好。

用法为10~20mg/（kg·d），配制成0.04%缓慢静脉滴注，严禁静脉推注或快速静脉滴注，10~14d为1个疗程。不良反应表现为恶心、呕吐、腹泻，大剂量可有血清转氨酶升高、造血功能障碍。

（3）阿糖胞苷：0.3~3mg/（kg·d），5d为1个疗程。不良反应较大，主要是骨髓造血机能受抑制。儿童及孕妇禁用。

（4）碘苷：100mg/（kg·d），3~5d为1个疗程。不良反应主要是恶心、呕吐、肝功能损害及骨髓造血抑制。儿童及孕妇禁用。

上述抗病毒药物，前两种效果较好，后两种不良反应大，临床少用。

2.免疫疗法应早期应用。

（1）干扰素：每次50万~5 000万U，每日1次，肌内注射，连用3~5d。

（2）聚肌胞：每次2~4mg，肌内注射，隔日1次。

（3）转移因子：每次1支，肌内注射，每日2次，连用5d。

3.对症支持治疗

（1）高热：给予退热剂及物理降温，如乙醇擦浴或冰盐水灌肠、冰敷额枕及体表大血管处；也可用复方氨基比林每次2mL，肌内注射；高热伴惊厥者可亚冬眠疗法，氯丙嗪、异丙嗪每次各0.5~1mg/kg，肌内注射，4~6h1次。

（2）颅内压增高：给予脱水降颅压，如20%甘露醇125mL或25%山梨醇250mL快速静脉滴注，每6~8h1次，也可同时应用肾上腺糖皮质激素。

（3）癫痫发作：静脉缓注地西泮10~20mg；水合氯醛1~2g鼻饲或灌肠；可选用苯

妥英钠0.1g，每日3次，口服；苯巴比妥钠0.1~0.2g肌内注射，每日3~4次。

（4）肺部感染：根据痰培养及药敏结果选用敏感抗生素。

（5）注意水、电解质平衡，给予多种维生素辅助治疗；加强护理，给予高营养食物。

（6）保持呼吸道通畅，对呼吸道梗阻者要勤吸痰，痰稠加用糜蛋白酶；对突发呼吸衰竭、呼吸暂停来不及气管切开或梗阻可望2~3d内解除者可进行气管插管；对梗阻短期内无法解除、需人工呼吸者，要及时行气管切开。

（二）手术治疗

对颅内压增高、药物治疗无效而出现脑疝时，可行减压手术。

（李士东 丁 超 张 鹏 孙 涛）

第六章　内分泌及代谢疾病

第一节　糖尿病

【概述】

糖尿病是一组由于胰岛素分泌或作用缺陷，或两者兼有所引起的以慢性高血糖为特征的代谢疾病；糖尿病的慢性高血糖可引起多脏器的长期损害、功能减退和衰竭。目前将糖尿病分为1型糖尿病（胰岛B细胞破坏，引起胰岛素绝对不足）、2型糖尿病（存在胰岛素抵抗和胰岛素分泌不足）、妊娠糖尿病及其他特殊类型糖尿病四大类型。在我国，大部分糖尿病患者为2型糖尿病。

【病因】

糖尿病的病因至今仍未完全明确，它不是唯一病因所致的单一疾病，而是复合病因的综合征。目前认为1型糖尿病与遗传因素、某些病毒的感染及自身免疫有关；而2型糖尿病与遗传关系密切，同时与应激、活动减少、肥胖、饮食改变等环境因素有关。

【临床表现】

（一）代谢紊乱综合征

因血糖升高而出现渗透性利尿及碳水化合物、蛋白质、脂肪的代谢障碍，典型患者有出现"三多一少"的表现，即多尿、烦渴、多饮及体重减轻，且疲乏、易累。1型糖尿病患者起病较急，临床表现明显；2型糖尿病患者起病相对较慢，症状较轻，部分患者甚至无上述表现。

（二）急性并发症

主要有糖尿病酮症酸中毒（DKA）和高渗性非酮症糖尿病昏迷。

1.糖尿病酮症酸中毒：是由于体内胰岛素严重不足所致，多发生于1型糖尿病患者，2型糖尿病患者在一定诱因下也可发生，常见的诱因有各种感染、胰岛素治疗中断、创伤、手术等。当某种原因使糖尿病患者胰岛素严重缺乏时，糖代谢紊乱急剧加重，出现脂肪动员和分解加速，酮体（β羟丁酸、乙酰乙酸和丙酸）生成增多，其中β羟丁酸及乙酰乙酸是较强的有机酸，酸性物质的过度堆积而出现代谢性酸中毒，称为糖尿病酮症酸中毒。患者表现为原有的多尿、烦渴、多饮症状加剧，出现全身乏力、食欲缺乏、恶心、呕吐、酸痛、呼吸深快、呼气中有烂苹果味（丙酮味），随着酸中毒的加剧，患者有出现意识状态障碍，表现为烦躁、嗜睡甚至昏迷。由于多尿、呕吐等原因，可出现严重失水，尿量逐渐减少，皮肤弹性差，眼球下陷，血压下降，甚至休克。实验室检查可发现尿糖、尿酮阳性，血糖多在16.7～33.3mmol/L，有时甚至更高，血酮体升高，CO_2CP降低，pH＜7.35。

2.高渗性非酮症糖尿病昏迷：发病率大约为DKA的1/10。原糖尿病症状较轻或无明显的糖尿病史。常见的诱因有感染、高热、脑血管意外及某些药物如肾上腺糖皮质激素、利尿剂、高血糖等。本症病情危重，病死率高。发病较缓慢，多尿多饮等症状出现数天甚或数周后，脱水才逐渐较为明显，初为表情呆滞、淡漠、嗜睡或烦躁不安，进一步发展可出现偏盲、震颤、癫痫样抽搐或肢体瘫痪，最后陷入昏迷。实验室检查尿糖强阳性，尿酮阴性或弱阳性，血尿素氮升高，血糖可达33.3mmol/L以上，血钠＞155mmol/L，血浆渗透压一般＞350mmol/L。

3.慢性并发症　长期的高血糖可引起多脏器的慢性损害、功能减退，甚至衰竭，尤其是心脑血管、眼、肾脏、神经等。慢性并发症主要有下列几种：

（1）糖尿病心血管并发症：是2型糖尿病患者最主要的死亡原因。主要包括糖尿病冠心病和糖尿病心肌病，统计表明，糖尿病患者冠心病和心肌梗死的患病率分别是非糖尿病患者群的2～4倍及10倍。此外,,糖尿病微血管病变，尤其是心肌的微血管病变可引起心肌的缺血、缺氧，可致心肌病变；糖尿病的周围神经病变，尤其是心脏的自主神经病变，可引起各种心律失常和痛觉障碍，使部分患者出现无痛性心肌梗死。

（2）糖尿病肾病：糖尿病肾病是糖尿病最常见慢性微血管病变，它是1型糖尿病患者的主要死亡原因，在2型糖尿病患者中，其危害性仅次于冠状动脉及脑血管动脉粥样硬化。一般将糖尿病肾病分为五期：Ⅰ期又称肾小球功能亢进期，此时肾小球滤过率增加，肾脏体积轻度增大，尿微量白蛋白阴性；Ⅱ期又称"静息期"，组织学已出现肾小球的损害，肾小球基底膜变厚，运动后尿微量白蛋白排泄率（UAER）升高；Ⅲ期又称隐性肾病期，出现微量白蛋白尿，UAER在20～200μg/min；Ⅳ期又称临床肾病期，24 h尿蛋白＞0.5 g，肾小球滤过率逐渐下降，常合并高血压及肾病综合征表现；Ⅴ期又称终末期，此期出现尿毒症的表现及相应的组织学改变。糖尿病肾病的第Ⅰ、Ⅱ、Ⅲ期有不同程度的可逆性，但Ⅳ及Ⅴ期病变则是不可逆的。

（3）糖尿病神经病变：糖尿病神经病变可累及中枢神经、周围神经及自主神经系统，但以周围神经最为常见，通常为对称性，以肢端感觉异常最普遍，患者有手套、袜套感、麻木、刺痛或蚁走感，也可累及触觉、振动觉及温度觉感觉神经及运动神经。自主神经功能受损也较常见，患者可表现为排汗异常、上腹饱胀、腹泻、便秘、尿潴留、尿失禁、阳痿、心律失常等。

（4）糖尿病视网膜病变：视网膜病变是造成患者致残（失明）的主要原因之一，是微血管病变的另一重要表现，一般发现于糖尿病病程10年以上的患者。眼底微血管病变可引起视网膜微血管瘤、渗出、出血、异常新生血管形成和纤维组织的增生，最终导致视网膜剥脱而致失明。视网膜病变可分为六期：Ⅰ期：微血管瘤出血；Ⅱ期：微血管瘤，出血并有硬化渗出；Ⅲ期：出现棉絮状软性渗出；Ⅳ期：新生血管形成，玻璃体积血；Ⅴ期：机化物渗出；Ⅵ期：视网膜脱离，失明；其中Ⅰ～Ⅲ期为背景性视网膜病变，Ⅳ～Ⅵ期为增生性视网膜病变。

【辅助检查】

（一）尿糖

尿糖检查有方便、快捷的优点，尿糖阳性是诊断糖尿病的重要线索，但肾糖阈降低（如妊娠）或升高（肾脏病变）时可出现与血糖不一致的结果。

（二）血糖

血糖是目前诊断糖尿病的主要依据，一般是采用静脉血浆测定，空腹血糖正常值范围在3.9～6.0 mmol/L，但它是一个瞬间值，不能很好反映一段时间内糖尿病的控制情况。近年来，餐后2 h的血糖水平逐渐得到重视。

（三）糖化血红蛋白 AIC（GHbAIC）

是目前衡量血糖控制好坏的金标准，它是血红蛋白与葡萄糖非酶化结合的产物，能反映取血前4～12周血糖的总体水平。其正常值为3%～6%。

（四）胰岛素及 C 肽

是评价胰岛B细胞功能的重要指标，其中C肽由于不受外源性胰岛素水平影响，更能准确反映B细胞功能。1型糖尿病患者的胰岛素及C肽水平较低，而大部分2型糖尿病患者存在高胰岛素血症。

【诊断】

2003年我国制定了《中国糖尿病防治指南》，采用世界卫生组织（WHO）1999年修订的国际诊断标准，具体如下：

1.有糖尿病症状+任意时间血浆葡萄糖≥11.1mmol/L。任意时间是指一天中任意时间，不考虑上次进餐时间；典型的糖尿病症状包括：多尿、烦渴和不明原因的体重减轻。

2.空腹血浆葡萄糖＞7.0mmol/L；空腹是指至少禁食8h。

3.75g葡萄糖的口服葡萄糖耐量试验（OGTT）2h血浆葡萄糖≥11.1mmol/L。

诊断时，上述指标应在另一天再次证实，但不主张做第三次OGTT，目前认为空腹血浆葡萄糖＜6.0mmol/L为正常。≥6.0—＜7.0mmol/L为空腹血糖受损（IFG），OGTT中2h血浆葡萄糖≥7.8—＜11.1mmol/L为糖耐量减低（IGT）。

【治疗】

目前对糖尿病尚无针对病因的有效治疗的方法，强调早期治疗、长期治疗、综合治疗及治疗个体化，其目的主要是纠正代谢紊乱，控制高血糖，使血糖降到正常或接近正常水平，预防急性并发症，阻止和延缓慢性并发症的发生，改善糖尿病患者的生活质量。其综合治疗包括糖尿病教育、饮食治疗、运动治疗、药物治疗及血糖监测等。

（一）糖尿病教育

对糖尿病患者及其家属进行健康教育是重要的基本治疗措施，让患者及其家属了解糖尿病的基础知识，以及治疗、护理、监测血糖（或尿糖）基本方法，提高糖尿病自我管理能力。

（二）饮食治疗

饮食治疗是糖尿病的基础治疗，热量以达到和维持标准体重为宜，碳水化合物、蛋白质及脂肪应合理搭配。

1.制定总热量：首先应按以下公式确定患者的理想体重：理想体重（kg）=身高（cm）-105，然后按理想体重计算每日需要的热量，休息者每日每千克体重为105～125.5kJ（25～30kcal），轻体力劳动者125.5～146kJ（30～35kcal），中度体力劳动者146～167.5lJ（35～40kcal），重体力劳动者167kJ（40kcal）以上，每日热量按三餐1/5、2/5、2/5进行分配。

2.饮食结构 其中碳水化合物应占总热量的55%～60%，提倡以谷类食物为主，特别是粗制米、面及杂粮，鼓励进食富含粗纤维食品如绿色蔬菜、块根类、含糖成分低的水果等；蛋白质占每日热量15%～20%，蛋白质的来源至少有1/3应来自动物蛋白；脂肪约占总热量30%，其中饱和脂肪酸及不饱和脂肪酸应有适当的比例；食盐每日应限制在10g以下；如血糖控制良好者可在空腹或两餐间进食少量水果；应限制饮酒。

（三）运动治疗

有规律的合适运动对2型糖尿病患者有减轻体重、提高胰岛素敏感性、改善血糖、血脂代谢作用。1型糖尿病宜在餐后进行运动，运动量不宜过大，避免运动后低血糖反应。

（四）药物治疗

1.口服药物治疗：目前较常用的口服降糖药主要有以下四类：

（1）磺胺类：此类药物在临床中应用最广泛，其主要机制是促进有功能的胰岛B细胞分泌胰岛素，此外，可能还有增强靶组织对胰岛素敏感性的作用。主要适应于经饮食控制和运动治疗后血糖未能满意控制的2型糖尿病患者，以及每日胰岛素用量＜20～30U的2型糖尿病患者。本类药不适用于1型糖尿病患者、2型糖尿病患者合并严重肝肾功能不全、急性代谢紊乱、严重感染及妊娠患者。目前磺脲类药物品种较多，其第1代磺胺类如甲苯磺丁脲及氯磺丙脲已经较少应用，目前趋向于使用第2代磺脲类药物。

目前尚没有证据表明某一种磺脲类药物比其他种类更优越，但它们有各自的特点：格列本脲降糖作用强而持久，价格便宜，但发生低血糖机会较多，不适合老年及肝肾功能不全患者；格列齐特片格列吡嗪有抗血小板凝聚和增加纤维蛋白溶解作用，可能有利于延缓糖尿病微血管病变；格列喹酮代谢产物很少经肾排泄，对肾功能不全患者较为安全。

服用磺脲类药物时，应注意以下几个问题：应从小剂量开始，在早餐前半h口服，根据血糖、尿糖情况逐渐加量；水杨酸类、磺脲类、保泰松、利舍平（利血平）、β受体阻滞剂与磺脲类合用时，可增强其降糖作用，而与噻嗪类利尿剂、肾上腺糖皮质激素合用则可降低其降糖作用。

（2）双胍类：此类药物主要降糖机制是通过增加外围组织对葡萄糖的摄取和利用，抑制糖异生及糖原分解而使血糖下降。该类药不促进胰岛素B细胞分泌胰岛素，对血糖在正常范围者无降糖作用。主要适应于肥胖的2型糖尿病患者，对伴有高脂血症、高胰岛素血症、胃纳佳的肥胖患者尤佳；有时与胰岛素合用于血糖波动大的1型糖尿病患者。目前较常用的双胍类药物为二甲双胍，通常用量为每日500～1 500 mg，分2～3次服。双胍类最常见的不良反应是胃肠道反应，如厌食、恶心、腹胀、口腔金属味等。在肝肾功能不全、合并有缺氧性疾病的患者易诱发乳酸性酸中毒，尤其使用苯乙双胍剂量过大的情况下。

（3）葡萄糖苷酶抑制剂：此类药是通过抑制小肠黏膜上皮细胞的葡萄糖苷酶，延缓小肠中的碳水化合物的吸收，防止了餐后高血糖。主要适用于空腹血糖正常或轻微升高，而餐后血糖明显升高的糖尿病患者，也适用于糖耐量减低的患者。阿卡波糖是目前较常用的葡萄糖苷酶抑制剂，开始剂量为25～50 mg，每日3次，在进食第一口饭时服用，剂量可逐渐增加。常见不良反应为腹胀、腹泻、排气增多。本药单独使用不引起低血糖，合用其他口服降糖药或胰岛素时可引起低血糖，此时宜口服葡萄糖或静脉注射葡萄糖来纠正低血糖，进食双糖或淀粉类食物无效。

（4）噻唑烷二酮：该类药物主要作用是促进脂肪组织和骨骼肌细胞对葡萄糖的摄取和利用，增强靶细胞对胰岛素的敏感性，改善胰岛素抵抗，被称为胰岛素增敏剂。主要用于糖耐量减低及2型糖尿病特别是有胰岛素抵抗的患者。目前在我国使用的药物主要为罗格列酮，用量每日4～8 mg，每日1次或分次服用，可单独使用，但经常与磺脲类及胰岛素联合使用。

（5）口服降糖药物联合使用：口服降糖药物可联合使用，以减少各药用量，增加降糖效果而降低不良反应，例如：双胍类+磺胺类，双胍类+葡萄糖苷酶抑制剂，磺胺类+双胍类+葡萄糖苷酶抑制剂，磺胺类+噻唑烷二酮，但同一类药物不能联合使用。

2.胰岛素治疗胰岛素治疗的主要适应证有：①1型糖尿病；②2型糖尿病经饮食治疗、口服降糖药无效或有禁忌者；③糖尿病急性并发症如糖尿病酮症酸中毒、高渗性昏迷和乳酸性酸中毒；④各种严重的应激状态，如感染、外伤、大手术、分娩、心肌梗死、脑血管意外等；⑤合并严重慢性并发症，如视网膜病变、肾病、神经病变等；⑥妊娠糖尿病。

胰岛素按其来源可分为动物（如猪、牛）及通过重组DNA技术或半人工合成的人体胰岛素。人体胰岛素由于纯度高、无抗原性等特点，目前已在临床中广泛使用。按起效作用快慢及维持时间，又可分为短效、中效和长效三类。

除上述三类胰岛素外，尚有预混胰岛素，如Novo Nordisk公司的诺和灵30R（Novolin 30R）、Lilly公司的Humulin 70/30均由70%的中效及30%的短效人体胰岛素混合而成。预混的胰岛素注射后各自发挥短效及中效胰岛素的作用效果，适用于每日注射1~2次的患者。

胰岛素的主要用药途径为皮下注射、静脉滴注及肌内注射，其中皮下注射使用最广泛。适应于各种类别的胰岛素，腹壁注射后吸收最快速及稳定，上臂、大腿及臀部则其次；静脉滴注主要作为糖尿病酮症酸中毒、高渗昏迷、严重外伤及围术期不能进食者的给药途径，只有短效胰岛素才能静脉给药，静注后即刻起作用，半衰期为20min，维持时间约2h；肌内注射时吸收及起效比皮下注射快，但临床不常用。目前尚有其他给药途径如经鼻、腹腔内、口服等，但均不成熟。

胰岛素的治疗方案一般分为常规治疗及强化治疗。常规治疗通过每日注射1~2次胰岛素达到消除"三多一少"症状，血糖控制在一般可接受的范围内；而强化治疗是通过胰岛素泵治疗或每日注射3次以上的胰岛素，使血糖控制在理想水平以达到防止慢性并发症发生的目的。常规治疗适应于2型糖尿病患者，而大多数1型糖尿病患者则需要强化治疗。

近年来，大多数学者认为2型糖尿病患者通过饮食控制和足量的口服降糖药仍不能将空腹血糖控制在7.8mmol/L以下时，则有使用胰岛素的指征。常规治疗有以下方案：①每日早餐前注射PZI或NPH 1次，或睡前注射NPH 1次，一般适合与口服降糖药联合使用或每日胰岛素需要量在20U以下的患者；②每日早、晚餐前各注射NPH或预混胰岛素1次，早餐前约注射1d总量的2/3，晚餐前约1/3。如无预混胰岛素，可自行将中效与短效胰岛素按2：1比例进行混合，适用于每日胰岛素需要量＞20~30U的患者。

1型糖尿病患者一般需要进行强化胰岛素治疗。强化治疗的方案较多，常见的有以下几种：①早、午、晚餐前注射短效胰岛素，同时于早餐前注射PZI或PZI分早、晚餐前注射；②使用胰岛素泵进行持续皮下胰岛素输注（CSⅡ）能最有效地模拟体内胰岛素分泌，是最理想的强化治疗方案，但由于价格昂贵，在我国未能得到广泛使用。

进行胰岛素治疗时，宜从小剂量开始，根据血糖或尿糖的情况进行剂量调整。常规胰岛素治疗开始时根据血糖及尿糖结果，每3~4d调整胰岛素剂量1次，每次增加或减少2~4U，直至血糖稳定。强化胰岛素治疗时应密切监测血糖，开始调整时每日需查三餐前半h、三餐后2h及睡前血糖，共7次血糖，如血糖较稳定，可相应减少血糖监测频率。如餐前血糖过高（或过低），应增加（或减少）前一餐前的胰岛素剂量；餐后血糖过高（或过低），则增加（或减少）本次餐前胰岛素剂量；早晨或空腹血糖高，应注意区分睡前胰岛素不足还是胰岛素过量导致的低血糖后的高血糖反应（Somogyi现象）。胰岛素的主要不良反应是低血糖反应，尤其是接受强化治疗的患者，其次为过敏反应及注射局部脂肪萎缩，但随着人体胰岛素的使用，此类不良反应已较少发生。

（五）糖尿病酮症酸中毒的处理

1.补液：DKA的患者一般失水量在其体重的10%左右，补液是抢救DKA首要的措施。只有组织灌注改善的情况下，药物（包括胰岛素）才能充分起作用。一般先输注生理盐水，如无心功能不全者，最初1~2h快速输注1000mL，以后每2~3h输注1000mL，逐渐减慢至6~8h 1000mL，第一个24h输液总量4000~5000mL。

2.小剂量胰岛素治疗：小剂量胰岛素持续静脉滴注是抢救DKA最常用的胰岛素治疗方案，具体做法是建立另一静脉通路，按每h 0.1U/kg短效胰岛素的速度持续静脉滴注，如2h后血糖未见明显下降，可将胰岛素量加倍。治疗期间每1~2h测定血糖、血酮、电解质1次，当血糖降至13.9mmol/L时，应输注葡萄糖，因为葡萄糖输注有助于防止低血糖及促进酮体的利用，液体中葡萄糖与胰岛素的比例为3~4g：1U。

3.补钾：DKA患者均有不同程度失钾，随着体液量的恢复及胰岛素治疗，血钾可明显下降。如治疗前血钾水平已低于正常，应积极补钾，每h补充1.5~2g；如血钾正常，尿量＞40mL/h，可在补液和胰岛素治疗的同时补钾；如血钾高于正常，可暂不补钾，根据血钾水平的变化与尿量决定补钾量与速度。

4.纠正酸中毒：随着胰岛素的应用，酮体产生逐渐停止，酸中毒也可逐渐纠正，大部分患者不需要补碱。但当血pH低至7.0~7.1时，可能抑制呼吸中枢，危及生命，应予少量补碱，一般补5%碳酸氢钠溶液50~100mL，注意速度应慢。由于CO_2透过血脑屏障的能力快于碳酸氢根，如补碱过多、过快，可引起颅内酸中毒，加重昏迷。

5.去除诱因及治疗并发症：有感染者，予足量、有效抗生素治疗。如出现休克、脑水肿、心力衰竭等，应予相应处理。

（六）高渗性非酮症糖尿病昏迷的处理

由于本症患者常合并有心、脑血管基础病变，病死率可高达40%～60%，故应强调早期诊治。治疗上与DKA相近，但本症突出特点是渗透压高、失水严重，故应积极补液，对先补低渗液还是先补等渗液尚有争论，但一般主张先用等渗的生理盐水。具体做法是静脉输注生理盐水的同时，嘱患者口服或鼻饲等量的凉开水，可避免因输注低渗溶液而出现的溶血、脑水肿的危险。胰岛素的用法与抢救DKA相似，但避免将血糖降得过多及过低，保持在13.9mmol/L为好。注意补钾，如出现脑水肿，应采取脱水及肾上腺糖皮质激素治疗。同时应注意患者是否在应激状态下合并心肌梗死、脑梗死等，积极治疗其他并发症及诱因。

第二节　低血糖症

【概述】

低血糖症是指一组由不同病因引起血葡萄糖（血糖）浓度低于正常的临床综合征。成人血糖低于2.8mmol/L可认为血糖过低。

【病因】

低血糖的病因繁多，主要是血糖利用过度或血糖生成不足所致，其中引起血糖过度利用的主要原因有：胰岛素瘤、降糖药物过量、分泌胰岛素样物质的肿瘤、2型糖尿病早期等。引起血糖生成不足的主要原因有：严重肝脏疾患、各种原因所致的皮质醇分泌不足、某些酶的缺陷、某些药物（如水杨酸类、抗组胺类、乙醇等）。

【临床表现】

低血糖症的临床表现主要为交感神经过度兴奋症状及脑功能障碍表现。

1.交感神经和肾上腺髓质兴奋症状：常见于血糖急速下降的患者，表现为心悸、饥饿感、颤抖、大汗、面色苍白、心率增快、血压轻度升高等。

2.脑功能障碍：表现因脑细胞供糖供氧不足所致。可表现为思维迟钝、语言障碍、空间错误、嗜睡、头晕、幻觉、躁动、行为怪异等精神表现，甚至癫痫样发作、瘫痪、大小便失禁，最后出现昏迷。如不及时治疗，患者可出现大脑皮质神经细胞坏死，严重者可致脑死亡。

大多数患者一般先表现为交感神经兴奋症状群，如低血糖继续存在，则出现脑功能障碍症状群。但如果血糖下降缓慢、经常低血糖发作或严重神经病变的患者，则可能无交感神经兴奋的表现。

【辅助检查】

血糖低于2.8mmol/L，某些病例可发现胰岛素或类胰岛素物质水平升高。

【诊断】

根据低血糖的临床表现、血糖低于2.8mmol/L及供糖后症状迅速缓解，即可诊断。

【治疗】

（一）低血糖治疗　如患者神志清醒，即予口服糖水、含糖饮料、果汁、糖果等；如神志不清，则应予静脉注射50%葡萄糖注射液50～100mL，一般能缓解。如果因服过量长效降糖药者（如格列本脲），则继续静脉滴注5%～10%葡萄糖注射液直至患者能进食，且应密切观察48～72h。必要时可使用氢化可的松或胰高血糖素。

（二）病因治疗　治疗引起低血糖的原发病。

第三节　甲状腺炎

【概述】

甲状腺炎是甲状腺的一组炎症性疾患，甲状腺组织因变性、渗出、坏死、增生等炎性改变而发生一系列临床表现。临床按病程大致分为急性、亚急性和慢性三种，其中以亚急性甲状腺炎和慢性淋巴细胞性甲状腺炎较为常见。

亚急性甲状腺炎又称肉芽肿性甲状腺炎，多发于20～50岁成人，男女比例为1∶3～1∶4。

【病因】

一般认为和病毒感染有关，发病前常有上呼吸道感染史，发病时患者血清中可发现腮腺炎病毒、腺病毒、流感病毒等抗体滴度升高。

【临床表现】

急性起病，发病前多有上呼吸道感染史，继而出现甲状腺肿痛，向下颌、耳后、颈部周围放射，同时伴全身乏力、畏寒、发热。部分患者有多汗、心悸等甲亢症状，但多在2周内消失。甲状腺肿大、压痛，病变通常位于一侧，但可迅速扩展至另一侧。

本病多为自限性，数周后自行缓解，少数可迁延1~2年，极少数患者可转变为永久性甲状腺功能减退。

【辅助检查】

早期可发现血沉加快，一般＞40mm/h，甲状腺激素（TT_3、TT_4、FT_3、FT_4）可升高。随着病程的进展，可出现甲状腺激素减低、TSH升高，以后逐渐恢复正常。

【诊断】

根据发病前有上呼吸道感染史，有甲状腺肿痛、全身症状等临床表现及血沉加速、血清T_3、T_4变化等，诊断常不困难。

【治疗】

疼痛及全身症状较轻的患者，单纯予消炎镇痛药物即可，如阿司匹林0.5~1.0g或吲哚美辛25mg，每日2~3次；病情较重者，可予肾上腺糖皮质激素如泼尼松每日20~40mg，分次口服，用药1~2周后逐渐减量，总疗程需1~2个月。如有甲状腺功能亢进症状，仅予对症处理，忌用抗甲状腺药物。

第四节　甲状腺功能亢进症

【概述】

甲状腺功能亢进症，简称甲亢，是指由多种原因引起的甲状腺激素分泌增多，作用于全身的组织器官，造成肌体的循环、消化、神经等系统兴奋性增高和代谢亢进为主要表现的疾病的总称。其中最常见弥漫性甲状腺肿合并甲状腺功能亢进症，也称Graves病。本病多见于女性，男女比例为1∶4~1∶6，起病多缓慢，发病后病程迁延，可数年不愈。

【病因】

尽管目前对甲亢的确切病因还不完全清楚，但一般认为它是一种与遗传、自身免疫和精神因素均有关系的疾病。

【临床表现】

甲亢可发生于任何年龄，但以20~40岁为最多见。其主要临床表现有甲状腺激素分泌过多引起的高代谢症状群、甲状腺肿大及突眼。但存在个体间差异，并不是所有患者都具有以上三种典型临床表现。

（一）甲状腺激素分泌过多症状群

1.高代谢症状群：甲状腺激素过多分泌后使肌体产热和散热明显增加、蛋白质代谢负平衡、脂肪代谢加速及糖原分解增加等，故患者常有怕热、多汗、皮肤温湿、消瘦、乏力、易疲乏、血胆固醇降低和糖代谢异常等。

2.精神、神经系统：表现为神经兴奋性过高，患者有精神紧张、急躁、易激动、失眠、焦虑、烦躁和手颤抖，严重可发生甲亢性精神病。

3.心血管系统：甲状腺素可兴奋心肌交感系统，患者可出现心动过速，90～120次/min；心律失常，房性早搏最常见；脉压增大，收缩压常增高，舒张压轻度下降；心脏扩大，多见于久病患者；心音改变，心尖区第一心音亢进。

4.消化系统：患者食欲亢进，食量增加，易饥饿；由于甲状腺激素可增加肠蠕动，可出现大便次数增多，呈消化不良性腹泻。

5.运动系统：由于蛋白质代谢呈负平衡，患者可出现肌肉软弱无力、肌萎缩，严重时可出现甲亢性肌病，包括急性甲亢肌病、慢性甲亢肌病、甲亢性周期性瘫痪、重症肌无力等。

6.其他：甲亢时可引起其他内分泌腺体功能不平衡，特别是垂体促性腺激素受抑制，女性常有月经量减少、周期延长，男性可出现性欲减退，部分患者可出现对称性胫前黏液性水肿等。

（二）甲状腺肿大

甲状腺肿大是本病重要表现之一，一般是对称性肿大，也可两叶不对称。疾病早期及甲亢较重者，甲状腺质地较柔软；病程较长或治疗后，甲状腺质地较韧。由于甲状腺的血管扩张、血流加速，可在腺体上下极闻及血管杂音及震颤。

（三）突眼

可分为非浸润性突眼及浸润性突眼，也称为良性突眼及恶性突眼，临床上以前者较多见，多呈两侧对称。其原因与交感神经兴奋使上睑提肌挛缩有关，患者一般无觉不适，可随甲亢控制而恢复。浸润性突眼有明显的自觉症状，常有畏光、流泪、复视、异物感等。有时由于眼球高度突出而出现眼睑闭合困难，致角膜炎、角膜溃疡、结膜充血等。

（四）甲亢危象

本病少见，但可危及生命的严重表现，其主要诱因有感染、手术前准备不充分、重症创伤、严重精神刺激等。早期表现为原有的症状加剧，随着病情的发展，可出现烦躁、呼吸急促、恶心、呕吐、腹泻、大汗、体重锐减，体温可高达40℃以上，心率常在160次/min以上，甚而出现虚脱、休克、嗜睡、昏迷。

【辅助检查】

（一）甲状腺激素测定

可测定血总三碘甲状腺原氨酸（TT_3）、总甲状腺素（TT_4）或游离三碘甲状腺原氨酸（TT_3）、游离甲状腺素（FT_4）。甲亢患者血中甲状腺激素水平明显高于正常。在大多数情况下，TT_3及TT_4可良好反映甲状腺功能，但由于TT_3及TT_4是甲状腺激素与甲状腺结合球蛋白（TBG）结合的总量，其测定值受FBG水平的影响，故某些情况下（如妊娠、严重肝病、雌激素治疗期间）不能真正反映甲状腺功能。FT_3及FT_4则不受TBG影响，直接反映甲状腺功能状态，其敏感性及特异性超过TT_3及TT_4。成人正常值：放射免疫法（RIA）为FT_3 3～9 nmol/L，FT_4 9～25 pmol/L，TT_3 1.8～2.9 nmol/L，TT_4 65～156 nmol/L；免疫化学发光法（ICMA）为FT_3 2.1～5.4 pmol/L，FT_4 9.0～23.9 pmol/L，TT_3 0.7～2.1 nmol/L，TT_4 58.1～154.8 nmol/L。

（二）促甲状腺激素

测定垂体性甲亢时可高于正常，但本病TSH水平因受升高甲状腺激素负反馈抑制而降低。目前临床上多采用免疫放射法（IRMA）测定TSH（高敏TSH），正常值为0.4～3.0或0.6～4.0 mV/L。对甲亢的诊断很敏感，在本病的早期，甚至可出现TSH下降而T_3、T_4水平仍未变化的情况。

（三）甲状腺 ^{131}I 摄取率

应在禁碘剂一定时间后方可行此试验。甲亢患者可出现总吸^{131}I率增高，峰值前移。本法不能反映病情严重程度，但可用于鉴别不同病因的甲亢。

【诊断】

典型病例有高代谢症状群、甲状腺肿大和突眼，依靠临床表现即可做出拟诊。如处于疾病早期，儿童患者、老年人或以某一组症状为主时，常需进行甲状腺激素及TSH水平的测定方可做出诊断。

【治疗】

（一）一般治疗

包括适当休息，避免过劳，饮食应补充足够的碳水化合物、蛋白质及B族维生素。

（二）抗甲状腺药物治疗

是目前最常采用及最安全的治疗方法。抗甲状腺药物有硫脲类和咪唑类两大类。常用药物有硫脲类药物丙硫氧嘧啶（PTU）和咪唑类药物甲巯咪唑（他巴唑）。其抗甲状腺的作用机理相同，通过抑制甲状腺内过氧化物酶，阻抑碘有机化，从而阻抑甲状腺激素的合成。其治疗适应证广，适合于各个年龄阶层，特别是适用于儿童、老年、孕妇及不宜行手术、^{131}I治疗的患者，但存在疗程长、停药后复发率高等缺点。

1.治疗方法：治疗一般分初治期、减量期及维持期。初治期一般予丙硫氧嘧啶每日300～450mg或甲巯咪唑每日30～40mg，分2～3次口服。近年也有报道甲巯咪唑每日顿服一次与分次服用效果相当。如静息心率＞120次/min且症状严重者，剂量可适当增加。初始剂量一般服用1个月左右后甲状腺激素水平可接近正常，此时应逐渐减量，每2～4周减量一次，每次丙硫氧嘧啶片50～100mg或甲巯咪唑5～10mg，但应注意监测T_3、T_4水平。逐渐减至维持量，即丙硫氧嘧啶每日50～100mg或甲巯咪唑每日5～10mg。以往认为维持量在1.5～2年为宜，目前则认为服维持量时间应在2年以上或长期服用，以减少复发。

2.不良反应：最常见为粒细胞减少症，严重时可致粒细胞缺乏症，一般多发生于初治阶段，故在初治期间应注意监测血白细胞，如外周血白细胞低于3×10^9/L或中性粒细胞低于1.5×10^9/L，应考虑停药。此外，药疹也较常见，严重者可致剥脱性皮炎。

3.联合用药：由于受体阻滞剂除了能减慢心率、改善症状作用之外，尚有阻抑T_3转换为T_4的作用，故在初治期常与抗甲状腺药物联用。近年有人主张在维持量期联合使用甲状腺制剂，以防止甲状腺增大、突眼等，但目前尚未有统一意见。

（三）放射性

^{131}I治疗因甲状腺具有高度摄取和聚集^{131}I的能力，而^{131}I衰变时释放射线使甲状腺滤泡上皮细胞破坏，从而减少甲状腺激素的产生，其效果与外科手术切除相似。近年对^{131}I治疗甲亢的适应证较以前放宽，一些欧美国家已将它作为治疗甲亢的首选方式。目前认为其绝对禁忌证为妊娠期及哺乳期妇女。但该疗法易出现永久性甲减。

（四）甲亢危象的防治

甲亢危象的防治应以预防为主，如患者行手术时应有充分的术前准备，出现感染时应积极控制感染，一旦出现危象，则应采取以下措施：

1.阻断甲状腺激素的合成：应首选丙硫氧嘧啶，口服或鼻饲，首剂600 mg，以后200 mg，每4～6 h一次，逐渐过渡至一般用量。

2.抑制甲状腺激素释放：在上述药物应用1～2 h内，静脉或口服大量碘溶液，可在10%葡萄糖注射液500 mL中加入碘化钠0.25～0.5 g，静脉滴注12～24 h，或口服复方碘溶液每日30滴左右，并逐渐在2周内停用。

3.降低周围组织对甲状腺激素的敏感性：普萘洛尔20～40 mg，每6 h 1次，或1mg经稀释后静脉注射，应注意心率及血压的变化。

4.肾上腺糖皮质激素的使用：氢化可的松100 mg，每8 h静脉滴注1次。

5.对症支持治疗：吸氧，物理降温，纠正水、电解质紊乱。

6.去除诱因：如精神刺激等。

（五）手术治疗

一般选用甲状腺次全切除术。与药物及^{131}I相比，手术治疗甲亢的治愈率较高，术后复发和甲减的发生率较低，但它是一种创伤性治疗手段，应严格控制适应证。

第五节　肥胖症

【概述】

肥胖症是体内脂肪过度蓄积以致威胁健康的一种慢性疾病。近年来，随着我国人民生活水平提高，发生率有上升趋势。世界卫生组织（WHO）的资料表明，肥胖患者易发生2型糖尿病、血脂异常、睡眠呼吸暂停、冠心病、高血压、痛风、妇科恶性肿瘤等，患病率是非肥胖患者的2～4倍。

【病因】

肥胖症是一种多种因素交互作用引起的疾病，既有遗传倾向，更具非常强的环境危险因素，其中高脂饮食和静止的生活方式是引起肥胖症的主要原因。肥胖症也可由下丘脑损伤及其他内分泌疾病，如库欣综合征、胰岛素瘤等所致，属继发性肥胖症。

【临床表现】

男性脂肪分布以颈项、躯干和头部为主，女性则以腹部、下腹部、胸部乳房和臀部为主。患者可有呼吸困难、慢性低氧血症、发热、换气功能障碍、关节痛、肌肉酸痛等。继发性肥胖症患者尚有原发病的临床表现。

【诊断】

一般采用体重指数（BMI）和腰围来定义肥胖的程度。体重指数：体重（kg）/身高（m^2）。WHO定义亚洲成年人BMI正常范围为18.5～22.9；≥23为超重；23～24.9为肥胖前期；25～29.9为极度肥胖；≥30为重度肥胖。腰围也是定义肥胖的另一个指标，男性≥94cm，女性≥80cm为肥胖。CT或MRI能确定内脏脂肪的分布情况，但费用昂贵。

【治疗】

治疗上强调以行为、饮食控制为主的综合治疗，适当配合药物。

（一）饮食控制

鼓励患者进行低热量饮食，以保持每日大约2 510kJ（600kcal）的热量负平衡，总热量中的55%～65%应来自碳水化合物，脂肪应小于20%～30%，总热量中蛋白质不应大于15%。适当增加蔬菜以满足饱腹感。

（二）运动疗法

患者每日进行某种形式的体育锻炼，最好是有氧运动和抗阻力运动。

（三）药物治疗

1.食欲抑制剂：通过作用于下丘脑抑制食欲或增加饱食感，如右芬氟拉明、芬氟拉明等，但因上述两药存在潜在的心血管不良反应，现已少用。其他食欲抑制剂可有芬特明，开始治疗时早餐前30min口服15mg，每日1次，3～5d后增至每日2次，早、晚餐前服用；安非拉酮，每次口服75mg，每日1次。

2.脂肪酶抑制剂：奥利司他是一种选择性胃肠道脂肪酶抑制剂，通过对胃肠道脂肪酶的抑制，而减少膳食中脂肪的吸收。每日2～3次，每次120mg，在餐后1h内服用。

3.其他药物：如西布曲明除了抑制食欲之外，尚可通过β肾上腺素能受体而促进产热作用，使体重减轻。每日常用剂量为10～15mg，每日1次。

（于　清　王宗格　李士东）

第七章　风湿性疾病

第一节　类风湿关节炎

【概述】

类风湿关节炎是一种以慢性多发性关节炎为主要表现的自身免疫疾病，可伴有关节外的系统性损害。其主要病变是由于自身免疫反应引起关节滑膜炎反复发作，可导致关节内软骨和骨质的破坏，早期出现游走性关节肿痛和运动障碍，晚期可有关节僵硬、畸形、功能丧失，还可存在骨质疏松和骨骼肌萎缩。本病发病年龄多为20～60岁，男女之比为1：2～1：3。

【病因】

本病病因尚未明了，大多认为是病原体（如支原体、分枝杆菌、肠道细菌、EB病毒等）感染后引起的自身免疫性反应，但与遗传因素、内分泌因素有一定关系。本病的发生及延绵不愈可能是病原体和遗传基因相互作用的结果。此外，，寒冷、潮湿、疲劳、营养不良、外伤等常为本病的诱发因素。

【临床表现】

（一）前驱症状

大多数患者起病缓慢，在关节症状出现前，可有乏力、疲倦、全身不适、低热、食欲缺乏等症状。

（二）关节症状

病变的关节常从四肢远端的小关节开始，最常累及近侧指间关节，其次为掌指、趾、腕、膝、肘、踝和髋关节等。起初从一两个小关节开始，逐渐发展为对称性的多关节炎。表现为关节疼痛、压痛、僵硬、肿胀、畸形及功能障碍等。关节疼痛常为关节炎最早症状，最常发生部位为腕、掌指、近端指间关节，其次是趾、膝、踝、肘、髋等关节。疼痛的关节往往伴有压痛。95％以上的类风湿关节炎患者出现关节僵硬，以晨间最为明显，活动后可减轻。关节肿胀常见的部位为腕、掌指、近端指间、膝关节，多因关节腔内积液或关节周围软组织炎症引起。病变关节最后可发生畸形，膝、肘、手指、腕部都固定在屈曲位，手指常在掌指关节处向外侧成半脱臼，形成特征性的尺侧偏斜畸形。此外,,还可出现关节周围肌肉萎缩、肌力减弱以及关节活动功能障碍。

（三）类风湿皮下结节

20％～30％患者在关节隆突部及受压部位出现皮下结节，多见于上肢的鹰嘴突、腕部及下肢的踝部等，为本病较特异的皮肤表现。其大小不一，结节直径自数毫米至3～4 cm不等，质硬，略有压痛，呈对称性分布，出现后常可存在数月或数年之久。

（四）类风湿血管炎

常见损害为指（趾）部闭塞性血管炎、周围神经病变和下肢皮肤慢性溃疡，严重者可引起肠穿孔、心包炎、心肌梗死、急性脑血管疾病等。

（五）其他表现

约10％的患者发生胸膜炎，可有胸腔积液。肺内可出现单个或多个结节，为肺内的类风湿结节之表现，可引起咳嗽、咯血等症状。少数患者可出现缩窄性心包炎。颈椎骨突关节的类风湿病变可引起脊髓受压，表现为渐起的双手感觉异常和力量的减弱，腱反射多亢进，病理反射阳性。周围神经可因滑膜炎而受压，如正中神经在腕关节处受压而出现腕管综合征（主要表现为进行性鱼际肌瘫痪、萎缩及正中神经所支配的区域感觉异常或疼痛）。本病可引起小细胞低色素性贫血。眼部可有角膜炎、结膜炎、巩膜炎等。少数患者在疾病活动期有淋巴结肿大和脾大。30％～40％的患者继发干燥综合征，可出现口干、眼干和肾小管酸中毒。有的患者还可出现Felty综合征，即慢性关节炎、脾大和白细胞减少三者联合出现，常伴有肝大、发热、体重减轻、贫血和血小板减少。

【辅助检查】

（一）血常规检查

白细胞数及分类多正常，可有轻至中度贫血，在活动期血小板可增高。

（二）血细胞沉降率测定

在疾病活动期血细胞沉降率增快，缓解期可降至正常，可作为观察疾病活动性和严重性的一个指标。

（三）C 反应蛋白测定

C反应蛋白是炎症过程中产生的急性蛋白，其增高表明本病的炎症活动性。

（四）类风湿因子（RF）检测

RF是一种自身抗体，可分为IgM型RF、IgG型RF、IgA型RF。临床中常以乳胶凝集法测定IgM型RF，约70%的患者血清RF阳性。其滴度与本病的活动性和严重性成正比。但RF也可见于系统性红斑狼疮、原发性干燥综合征、系统性硬化、亚急性细菌性心内膜炎、慢性肺结核、高球蛋白血症等疾病，甚至在5%的正常人也可出现低滴度的RF。因此，RF阳性者必须结合临床表现，以帮助诊断类风湿关节炎。

（五）免疫复合物和补体检测

70%患者血清中出现各种类型的免疫复合物，尤其是活动期和RF阳性患者。在急性期和活动期，患者血清补体均有升高，只有在少数合并有血管炎者出现低补体血症。

（六）关节滑液检查

关节有炎症时滑液增多，滑液中的白细胞明显增多，达（2~75）×10^9/L，且中性粒细胞占优势，细菌培养阴性。

（七）关节 X 线检查

对本病的诊断、关节病变的分期、监察病情的演变均有重要意义。以手指及腕关节的X线摄片最有价值。X线片中可以见到关节周围软组织的肿胀阴影，关节端的骨质疏松（Ⅰ期）；关节间隙因软骨的破坏变得狭窄（Ⅱ期）；关节面出现凿样破坏性改变（Ⅲ期）；晚期则出现关节半脱位和关节破坏后的纤维性和骨性强直（Ⅳ期）。

（八）磁共振检查

为早期骨吸收和骨侵蚀最灵敏的检查手段。

（九）类风湿结节的活检

其典型的病理改变有助于本病的诊断。

【诊断】

目前国际上采用美国风湿病学会于1987年修订的本病分类标准，内容如下：①晨僵持续至少1h（每日），病程至少6周；②有3个或3个以上的关节肿，至少6周；③腕、掌指、近端指间关节肿至少6周；④对称性关节肿至少6周；⑤有皮下结节；⑥手X线摄片改变（至少有骨质稀疏和关节间隙的狭窄）；⑦类风湿因子阳性（滴度＞1：20）。在上述7项中具备4项或4项以上者即可诊断为类风湿关节炎。

临床上，根据本病病变关节的特殊表现，反复发作的慢性病程，部分患者有关节隆突部位的类风湿皮下结节，血清类风湿因子多为阳性，X线摄片呈特殊性改变等，不难做出诊断。类风湿关节炎需与风湿性关节炎、强直性关节炎、增生性骨关节炎、结核性关节炎、系统性红斑狼疮等疾病相鉴别。

【治疗】

本病目前尚无根治方法，强调早期诊断和尽早进行合理治疗。治疗目的在于控制炎症，减轻或消除症状，尽可能保持受累关节的功能，防止关节发生畸形。

（一）一般治疗

饮食给予充足的蛋白质和各种维生素。急性发作期适当卧床休息，症状减轻后则起床活动，以免过久的卧床而导致关节强直和肌肉萎缩。恢复期注意关节功能锻炼。

（二）药物治疗

临床常用的有非甾体类抗炎药（NSAID）、改变病情抗风湿药（DMARD）、肾上腺糖皮质激素等。

1.非甾体类抗炎药：通过抑制环氧化酶以减少花生四烯酸代谢为前列腺素、前列环素、血栓素等炎性介质，从而改善关节滑膜的充血、渗出等炎症现象，达到控制关节肿、痛的目的。该类药物是治疗本病非特异性的对症治疗常用药物，可达到消炎止痛效果，但不能阻止病变的自然进程，必须与DMARD同用。

常用NSAID及用法如下。

（1）布洛芬：每日剂量为1.2～2.4g，分3～4次服用。

（2）萘普生：每日剂量为0.5～1g，分2次服用。

（3）双氯芬酸：每日剂量为75～150mg，分3次服用。

（4）吲哚美辛：每日剂量为75～150mg，分3次服用。

（5）美洛昔康：每日剂量为7.5～15mg，分1～2次服用。

（6）塞来昔布：商品名西乐葆，每日剂量为100～200mg，分1～2次服用。

（7）罗非昔布：商品名万络，每日剂量为12.5～25mg，1次服用。

上述各种药物至少需服用两周方能判断其疗效，效果不明显者可改用另一种NSAID，但不宜同时服用两种NSAID。口服本类药物治疗时，由于胃黏膜的前列腺素的合成亦受到抑制，因此在服用后出现胃肠道不良反应，如胃不适、胃痛、恶心、反酸，甚至胃黏膜溃疡、出血、穿孔，长期使用这类药物后可出现肾间质性损害。此外，，由于NSAID阻止血栓素的生成，血小板聚集功能减退，可引起出血倾向。其他不良反应有肝损害、皮疹、哮喘等。此外，，塞来昔布、罗非昔布需注意其增加心血管事件的不良反应。

2.缓解风湿药：本类药物需服较长时间后始产生作用，并可影响本病免疫机理，能部分控制病情进展，可维持较长的缓解期，是目前控制类风湿关节炎的主要药物。现已认识到类风湿关节炎患者关节结构破坏可以在起病后3个月就开始出现，如不及时治疗，往往造成关节破坏和畸形，因此提出早期应用DMARD的治疗策略。由于单一应用DMARD很难阻止病情进展，目前主张至少两种DMARD联合应用。常用的联合治疗方案为氨甲蝶呤与柳氮磺吡啶、氨甲蝶呤与羟氯喹、氨甲蝶呤与金诺芬等两种药物的联合，以及氨甲蝶呤、柳氮磺吡啶与羟氯喹三种药物的联合。本类药物中常用的药物如下：

（1）氨甲蝶呤：是目前治疗类风湿关节炎的首选药物。作用机理为抑制二氢叶酸还原酶，阻止尿嘧啶转变成胸腺嘧啶，影响免疫活性细胞DNA合成，起到免疫抑制作用。每周剂量为7.5～20mg，以口服为主（1d内服完），亦可静脉注射或肌内注射。4～6周后起效，疗程至少半年。不良反应有肝损害、胃肠道反应、骨髓受抑等，停药后多能恢复。

（2）柳氮磺吡啶：作用机理可能与影响叶酸的吸收和代谢有关。每日剂量为2g，分2次服用，由小剂量开始。不良反应有胃肠道反应、抑郁、头痛、皮疹、粒细胞减少、血小板减少等，但对磺胺过敏者禁用。

（3）羟氯喹：作用机理可能与抑制淋巴细胞的转化和浆细胞的活性有关。用法为每次200mg，每日两次饭中服用。不良反应为眼黄斑病、视网膜炎、胃肠道反应、头痛、神经肌肉病变及心脏毒性等。

（4）金制剂：药理作用机理尚不清楚。该药为治疗类风湿关节炎的经典药物，分为注射及口服两种剂型。常用的注射剂为硫代苹果酸钾钠，每周肌内注射1次，由最小剂量开始，逐渐增至每次50mg，待有效后注射间隔可延长。口服片剂名金诺芬，每日剂量6mg，分2次口服。3个月后起效，适用于早期或轻型患者。口服制剂易引起腹泻，其他不良反应有皮疹、口炎、血细胞减少和肾损害等。

（5）青霉胺：治疗机理可能与该药对巯基的还原作用及络合重金属有关。开始剂量为125mg，每日2～3次，无不良反应者则每2～4周后加倍剂量，至每日量达500～750mg，待症状改善后减量维持。不良反应较多，包括胃肠道反应、骨髓抑制、皮疹、口异味、肝、肾损害等。

（6）来氟米特：是治疗类风湿关节炎的一种较新的药物。主要抑制合成嘧啶的二氢乳酸脱氢酶活性，使活化的淋巴细胞生长受抑，从而有效地抑制细胞免疫反应，控制病情的发展。用法为先每次50mg，每日1次，3d后10～20mg，每日1次口服。主要不良反应有腹泻、瘙痒、脱发、皮疹和可逆性肝酶升高等。

（7）雷公藤总苷：每日剂量为60mg，分3次服用，病情稳定后可酌情减量。其主要不良反应为对性腺的毒性，出现月经减少、停经、精子活力及数目降低、皮肤色素沉着、指甲变薄软、肝损害、胃肠道反应等。

（8）硫唑嘌呤：每日口服剂量为100mg，病情稳定后可改为50mg维持。服药期间需监测血象及肝肾功能。

（9）环孢素A：每日剂量为3～5mg/kg，分1～2次口服。其突出的不良反应为血肌酐和血压上升，服用期间宜严密监测。

3.肾上腺糖皮质激素：本药有强大的抗炎作用，可使关节炎症状得到迅速而明显的改善，但由于它不能根本控制本病，效果多不持久，一旦停药短期内病情即可复发。长期使用可造成停药困难（药物依赖）和许多不良反应的出现。

肾上腺糖皮质激素应用的适应证：①严重血管炎，如肢端坏疽；②高热、大量关节腔积液和大量心包积液时。小剂量使用时，泼尼松每日剂量为10～15mg。严重血管炎时可采用大剂量泼尼松治疗，剂量为每日1～2mg/kg，病情控制后应适时减量，不宜长期大量使用。

（三）物理治疗

急性发作期间，必须先用药物治疗，待炎症初步控制后才能进行理疗。常用的方法有热水袋敷、热浴、蜡疗、红外线、超短波等。理疗后还可配以按摩，以改进局部血液循环，松弛肌肉。

（四）手术治疗

对晚期发生畸形并失去功能的关节，采取关节置换术可矫正关节畸形。对药物疗效不佳、关节严重肿胀、滑膜肥厚患者可考虑滑膜切除术，可使病情得到一定缓解。

第二节　系统性红斑狼疮

【概述】

系统性红斑狼疮（SLE）是一种累及全身多系统、多器官的自身免疫病。一般先为单一器官受累，以后发展到多个系统损害。常因阳光照射、感染、妊娠、分娩、手术、某些药物而诱发。本病以青年女性多见，男女之比为1:7~1:9。

【病因】

SLE属自免疫病，病因尚未完全阐明，可能与下列多种因素有关：①遗传：部分SLE患者发病呈现家族性，近亲发病率为5%~12%。②性激素：SLE大部分患者为育龄妇女，且妊娠可诱发本病，故认为性激素和SLE的发生有关。③感染：有研究表明，链球菌或结核菌感染可诱发SLE的发生或恶化，消除这些感染病灶可减轻或缓解症状。④日光：日光过敏见于40%的SLE患者。⑤药物：部分患者在使用普鲁卡因胺、肼屈嗪、异烟肼、甲基多巴、苯妥英钠、磺胺及保泰松等药物后，可诱发SLE的发病或使其症状加重。⑥其他：外科手术、预防接种、精神创伤等可诱发SLE的发作。

【临床表现】

通常起病缓慢，但也可为急性或暴发性发病，病程迁延，反复发作，可有长短不等的缓解期。多数患者有乏力、发热、食欲不振、体重下降等全身症状。

（一）发热

几乎所有患者均有不同程度的发热，在急性期体温可达39~40℃，缓解期可不发热或仅有低热。

（二）皮肤和黏膜表现

80%的患者有皮肤损害。典型的皮损是位于鼻梁及两颊部呈蝴蝶状而稍带水肿的红斑，色鲜红或紫红，边缘清楚或模糊，表面光滑，有时可见鳞片状脱屑，于疾病缓解期红斑可消退，遗留棕色或黑色色素沉着，较少出现皮肤萎缩现象。在SLE患者中也可见到盘状红斑的皮损，这与蝶形红斑略有不同，常呈不规则圆形，边缘略凸出，毛细血管扩张明显，红斑上黏有鳞屑，毛囊口扩大。晚期可出现皮肤萎缩，瘢痕化或皮肤色素消失，以面、颌、臂部较多见。此外，在手掌的大小鱼际、指端及指（趾）甲周也可出现红斑，有的在下肢出现网状青斑。活动期患者还可有脱发、口腔溃疡。

（三）骨关节和肌肉表现

约85%患者有不同程度的关节痛，其中部分尚有关节炎。受累的关节常是对称性近端指关节以及足、膝、腕和踝关节，而肘及髋关节较少受累。常伴有肌痛、关节活动受限。一般骨质无异常，很少引起关节脱位、畸形，但长期用肾上腺糖皮质激素患者中有5%～8%可发生股骨头或肱骨头无菌性坏死。

（四）肾损害

多数病例肾受累，表现为狼疮性肾炎或肾病综合征。肾炎患者尿中有蛋白、血细胞和管型，晚期可出现肾性高血压及尿毒症；肾病综合征患者发生渐进性水肿，重者可有腹水、胸腔积液，且有大量蛋白尿，人血清白蛋白降低，白蛋白/球蛋白比例倒置，胆固醇增高，而高血压不多见。

（五）心血管系统表现

约30%患者有心血管系统表现，其中以心包炎最常见，且多为纤维素性心包炎，心前区可听到心包摩擦音，若有心包积液，即可出现心包压塞症状；心肌炎亦较常见，可出现奔马律、心脏扩大、心律失常，最后导致心功能不全；心电图常出现低电压、ST-T改变、P-R间期延长等；心内膜炎波及瓣膜时多为二尖瓣，心尖区常听到收缩期杂音。部分患者可有血栓性静脉炎、血栓闭塞性脉管炎、肢端动脉痉挛现象等。

（六）呼吸系统表现

约35%患者有单侧或双侧胸膜炎，多为干性，也可为湿性，积液量少量或为中等量。约10%患者发生急性狼疮性肺炎，主要为间质性肺炎，患者有咳嗽、多痰、呼吸困难、发绀、胸痛等症状，X线片上可见到浅淡之片状阴影，肺纹理增深。慢性狼疮性肺炎主要表现为肺间质纤维化。

（七）消化系统表现

约30%患者有食欲不振、恶心、呕吐、腹痛、腹泻、便血等多种症状；20%～30%患者有肝大，但出现黄疸者少见；少数患者可有急腹症发作，如胰腺炎、肠穿孔、肠梗阻等。

（八）神经系统表现

约20%患者有神经系统损害，多见于疾病后期，常见的有脑炎、脑膜炎、脑出血、脊髓炎及癫痫样发作（以大发作多见）等。患者有剧烈头痛、呕吐、颈项强直、偏瘫、抽搐、昏迷、出现病理反射等临床表现；周围神经病变较少见。此外，临床上严重头痛可以是SLE首发症状。

（九）血液系统表现

6%～15%患者可有自身免疫性溶血性贫血，5%患者可有严重血小板减少性紫癜，约半数患者的血白细胞数在（2～4.5）×10^9/L。最常见的血液异常是正常色素细胞性贫血。

（十）其他

约15%患者有眼底病变，多为视网膜出血，视盘充血、水肿、萎缩等。约半数以上病例有局部或全身淋巴结肿大，以颈部及腋下淋巴结肿大为多见，病理活检可显示坏死性淋巴结炎病变。

【辅助检查】

（一）一般检查

周围血象中血细胞、白细胞、血小板常减少。几乎所有患者尿液中都有不同程度地出现蛋白、血细胞及管型。血沉增快十分突出，特别在急性发作期尤为明显。血清总蛋白及白蛋白降低，γ球蛋白增高，白蛋白/球蛋白比例倒置。

（二）免疫学检查

1.狼疮细胞：约60%患者的周围血液或骨髓中可找到狼疮细胞，为一较大的中粒细胞内含有紫红色均匀体，其细胞核被挤在一边。但狼疮细胞阳性不是特异性的，在类风湿关节炎、皮肌炎、硬皮病等疾病中也可找到。

2.自身抗体：①抗核抗体（ANA），对SLE敏感性为95%，如多次为阴性，则SLE的可能性不大，是目前最佳的SLE筛选试验，已代替了狼疮细胞检查，但对SLE特异性差，在类风湿关节炎、皮肌炎、硬皮病等疾病中均可有较高的阳性率。②抗双链DNA抗体，对SLE特异性高，但阳性率在65%左右。一般认为，若抗核抗体测定和抗双链DNA抗体测定均为阳性，则有助于本病诊断。③抗酸性核蛋白（Sm）抗体，约在30%SLE病例中阳性。

3.类风湿因子：20%～40%病例可出现阳性反应。

4.补体血：总补体（CH_50）、C_3、C_4含量降低可间接反映循环免疫复合物含量增加，与病情活动有关，补体分解物增加也代表病情活动。

（三）肾穿刺活组织检查　本方法所提供的病理诊断对治疗狼疮性肾炎和估计预后有价值。

（四）皮肤狼疮试验　用免疫荧光方法观察患者皮肤的表皮与真皮连接处有无免疫球蛋白的沉着，如有则为阳性。SLE阳性率为50%～70%。IgG沉着较IgM沉着更具有诊断意义。

【诊断】

美国风湿病学会于1982年制定的SLE分类标准，对诊断SLE很有价值，具体标准如下：

①颧部红斑：遍及颧部的扁平或高出皮肤固定性红斑，常不累及鼻唇沟部位。

②盘状红斑：面部的隆起红斑上覆有角质性鳞屑和毛囊栓塞，旧病灶可有皮肤萎缩性瘢痕。

③光敏感：日光照射引起皮肤过敏。

④口腔溃疡：口腔或鼻咽部无痛性溃疡。

⑤关节炎：非侵蚀性关节炎，累及2个或2个以上的周围关节，特征为关节的肿、痛或渗液。

⑥浆膜炎：胸膜炎或心包炎。

⑦肾脏病变：蛋白尿＞0.5g/d，或细胞管型（可为血细胞、血红蛋白、颗粒管型或混合性管型）。

⑧神经系统异常：抽搐（非药物或代谢紊乱，如尿毒症、酮症酸中毒或电解质紊乱所致），或精神病（非药物或代谢紊乱，如尿毒症、酮症酸中毒或电解质紊乱所致）。

⑨血液学异常：溶血性贫血伴网织血细胞增多，或白细胞减少＜4×10^9/L，至少2次，或淋巴细胞减少＜1.5×10^9/L，至少2次，或血小板减少＜100×10^9/L（除外药物影响）。

在上述9项中，符合4项或4项以上者即可诊断为SLE，其特异性为98%，敏感性为97%。

由于本病可能累及的器官较多，临床表现多种多样，特别是在以某一器官的损害为主而作为最初表现时，应重视与其他疾病相鉴别。如以关节炎或关节痛为主要表现时，应与类风湿关节炎及风湿性关节炎相鉴别；以肾损害为主时，应与慢性肾炎、肾病综合征相鉴别；以肝脾肿大为主要表现时，应与慢性肝炎、肝硬化相鉴别；以肺炎及胸膜炎为主要表现时，应与感染性肺炎及胸膜炎相鉴别。此外，因患者多有长期发热的病史，故尚需与结核病、败血症等相鉴别。

【治疗】

治疗原则是对活动且病情重者，应用有效药物控制，并根据病情轻重、疾病活动度、受损器官而制定治疗方案，病情缓解后则接受维持性治疗。

（一）一般治疗

①急性活动期患者应以卧床休息为主，慢性期或病情稳定的患者可以适当工作，并注意劳逸结合；②有感染时应积极治疗，手术及创伤性检查前宜用抗生素预防感染；③无论有无光过敏，均应避免阳光暴晒和紫外线照射，如夏天戴帽子及穿长袖衣服；④避免使用可能诱发狼疮的药物，如避孕药等；⑤注重心理治疗。

（二）轻型 SLE 的治疗

轻型SLE约占比25%。本型可有疲倦、关节痛、肌肉痛、皮疹等轻微症状，但无重要脏器损害。关节肌肉疼痛者可用非甾体类抗炎药双氯芬酸25mg，每日3次口服。如出现皮疹，可用抗疟药氯喹250mg，每日1次口服，治疗3～4周。并对光敏感及关节症状也有一定效果。皮疹还可用1%醋酸氢化可的松软膏外涂局部治疗。

（三）重型 SLE 的治疗

重型SLE患者SLE活动程度较高，病情较严重，患者每有发热、乏力等全身症状，实验室检查有明显异常。重型SLE的治疗分为诱导缓解和巩固治疗两个阶段。

1.诱导缓解 目的在于迅速控制病情，阻止或逆转内脏损害，力求疾病完全缓解（包括血清学、症状和受损器官的功能恢复）。多数患者的诱导缓解期需要半年至1年。

1）肾上腺糖皮质激素（激素）：是治疗SLE的基础药，具有强有力的抗炎作用和免疫抑制作用，能缓解急性期症状，逆转病情。对于不甚严重病例，可先试用大剂量泼尼松$1mg/(kg \cdot d)$，晨起顿服。若有好转，继续服至8周，然后逐渐减量，每1～2周减10%，减至$0.5mg/(kg \cdot d)$，减药速度可按病情适当调慢，病情稳定后尽可能过渡到隔日1次给药。如病情允许，维持治疗的激素剂量尽量小于10mg，一直减到最小量作为维持治疗。

2）细胞毒性药物：

主要适用于：①激素减量后疾病易复发者；②虽然激素治疗有效，但用量过大出现严重不良反应者；③有狼疮性肾炎、脑病等重型患者难以用激素控制者。

目前常用的药物如下：

（1）环磷酰胺：是目前治疗SLE最有效的药物之一，能有效地诱导疾病缓解，阻止和逆转病变的发展。临床现多采用环磷酰胺冲击疗法，每次剂量10～16mg/kg，加入0.9%氯化钠溶液200mL内，缓慢静脉滴注，时间在1h以上。一般每4周冲击1次，对病情危重者每2周冲击1次，冲击6次后，改为每3个月冲击1次，至活动静止后1年，才停止冲击。环磷酰胺冲击疗法的不良反应主要有白细胞减少、诱发感染、性腺抑制、胃肠道反应、肝损害、脱发等。

（2）硫唑嘌呤：本药疗效不及环磷酰胺冲击疗法，尤其在控制肾和神经系统病变效果差，而对浆膜炎、血液系统、皮疹等较好，仅适应于中等度严重病例，脏器功能恶化缓慢者。剂量为2mg/（kg·d），口服，分次口服。在SLE活动已缓解数月后，本药应减量，酌情继续服用一段时间后，可停服。不良反应主要是骨髓抑制、肝损害、胃肠道反应等。

（3）其他药物

①环孢素A：治疗SLE疗效不及环磷酰胺冲击疗法，而且毒不良反应大、停药后病情迅速反弹，甚至进入狼疮危象。本药仅作为治疗SLE的候选药物，用于足够剂量和疗程的环磷酰胺（累积量8～10g）仍不能控制病情的顽固性SLE。用法为5mg/（kg·d），分2次口服，服用3个月，以后每月减1mg/kg，至3mg/（kg·d）做维持治疗。用药期间注意肝、肾功能损害及高血压、高尿酸血症、高血钾等不良反应。

②吗替麦考酚酯：本药为免疫抑制剂，其肝、肾毒性小，无骨髓抑制作用。用法为每次0.75～1g，每日2次口服。

③雷公藤总苷：用法为每次20mg，每日3次，病情控制后可减量或间歇疗法，一个月为1个疗程。主要不良反应是性腺抑制，尤其是引起女性卵巢功能衰竭。其他不良反应有胃肠道反应、肝损害、粒细胞减少等。

2.巩固治疗：目的在于用最少的药物防止疾病复发，尽可能使患者维持在"无病状态"。激素以最小的剂量隔日1次，部分患者在泼尼松5～10mg，隔日1次维持一段时间后可试停药。还有些患者需要隔日口服泼尼松15～20mg和每日口服硫唑嘌呤50～100mg才能维持。重症和顽固的SLE在缓解后常需用环磷酰胺冲击治疗，每3个月1次，维持数年。

（四）狼疮危象的治疗

狼疮危象是指SLE出现严重的系统损害，以致危及生命，如急进性狼疮性肾炎、严重中枢神经系统损害、溶血性贫血、血小板减少性紫癜、粒细胞缺乏症、严重心脏损害、严重狼疮性肺炎、严重狼疮性肝炎、严重血管炎等。此时的治疗目的为挽救生命、保护受累脏器、防止后遗症。患者度过狼疮危象后，可按重型SLE继续诱导缓解和巩固维持治疗。

1.甲泼尼龙冲击疗法　可用甲泼尼龙1g，加入5%葡萄糖注射液250mL，缓慢静脉滴注1~2h，每日1次，连用3d为1个疗程，疗程间隔期5d以上。间隔期和冲击治疗后每日口服泼尼松0.5~1mg/kg，可较快地控制病情。由于用药剂量很大，应特别注意引起感染、高血压、心律失常、上消化道出血、高血糖、水钠潴留等不良反应。甲泼尼龙冲击疗法需与环磷酰胺冲击疗法配合使用，以防病情复发。

2.静脉输注大剂量免疫球蛋白：大剂量免疫球蛋白具有对SLE免疫治疗作用及非特异性抗感染作用适用于病情严重而体质极度衰弱者或并发全身性严重感染者，对危重的难治性SLE颇有效果。用法为每日剂量0.4g/kg，静脉滴注，连用3~5d为1个疗程。

3.对症治疗：针对狼疮危象患者的各系统严重损害的具体情况进行对症治疗。发生肾功能不全者进行透析疗法，心功能不全者抗心力衰竭治疗，严重溶血性贫血者在甲泼尼龙冲击治疗的基础上输注血细胞，严重低蛋白血症者补充白蛋白，癫痫大发作时应用抗癫痫药物等。

（刘建玲　于清　刘洋　王宗格　李士东　苏伟）

第八章 内科疾病影像学诊断

第一节 脑血管疾病

一、脑梗死

脑梗死是一种缺血性脑血管疾病，发病率在脑血管病中占首位，分脑动脉闭塞性脑梗死和腔隙性脑梗死。

（一）脑动脉闭塞性脑梗死

【临床、病理、实验室】

脑动脉闭塞性脑梗死是由于脑的大或中等管径动脉狭窄、闭塞所致的脑缺血性疾病，最多见于大脑中动脉。多见于50～60岁有动脉硬化、糖尿病或高脂血症者。早期脑血流灌注量下降，神经细胞水肿，细胞生理功能消失，为细胞毒性水肿阶段。进一步发展则发生细胞坏死，1～2周后液化，8～10周后形成软化灶。若在发病后24～48h因再灌注而发生梗死区出血，称出血性脑梗死。临床上起病急，表现因梗死部位不同而异，常出现偏瘫和偏身感觉障碍等。

【影像学表现】

1）X线（DSA）：早期可见血管闭塞、动脉血流缓慢、循环时间延长、出现逆行血流或无灌注区以及占位征象等。

2）CT：

（1）早期征象：动脉致密征、岛带征。

（2）脑组织内低密度区

①脑梗死24h后CT成像才可见，低密度区的范围与闭塞血管供血区一致，同时累及皮髓质。

②2～3周后出现模糊效应（即CT平扫病灶呈等密度）。

③梗死后期形成囊腔，CT密度更低。

（3）占位效应：脑梗死后2～15天显著，表现为同侧脑室受压、中线结构向对侧移位等。

（4）脑萎缩：梗死后1月出现，表现为相邻脑室、脑沟扩大，患侧半球变小，中线向患侧移位。

（5）增强扫描：可出现不均匀强化，以脑回状强化多见。

3）MRI：

（1）超急性期（6h内）：

①为细胞毒性水肿阶段，DwI呈明显高信号。

②常规T_1WI和T_2WI有时可见脑回稍肿胀，脑沟稍变窄，灰白质交界模糊。

③DWI和PWI联合应用在一定程度上可判断缺血半暗带。

（2）急性期（6～24h）：

①T_1WI呈低信号，T_2WI为高信号，DwI呈高信号，出现占位效应。

②增强扫描可见血管内及脑膜强化。

③MRA可显示大血管中断或狭窄。

（3）亚急性期（1天至2周）：

①1～3天，T_1WI为低信号，T_2WI为高信号，开始出现脑实质强化。

②4～7天，仍呈长T_1长T_2信号，脑回样强化最显著，水肿和占位效应减轻。

③1～2周，呈明显长T_1长T_2信号，仍可见脑回样强化。

（4）慢性期（2周后）：表现为脑软化灶，T_1WI及T_2WI均与脑脊液信号相似，无强化，可并发局限性脑萎缩。

【诊断与鉴别诊断】

1. 脑炎多位于皮层或皮髓质交界区，呈片状强化。

2. 脑脓肿范围不按血管供血区分布，增强扫描呈边缘光滑的环状强化。

3. 脑肿瘤坏死DwI常呈低信号，增强扫描呈花环状强化。

4. 脱髓鞘病变主要累及白质，活动期有强化，激素治疗效果明显。

（二）腔隙性脑梗死

【临床、病理、实验室】

腔隙性脑梗死是脑穿支小动脉闭塞引起的深部脑组织较小面积的缺血坏死，好发于基底节区、半卵圆中心、丘脑和小脑等，腔隙灶直径为5～15mm，大于10mm称巨腔隙。临床症状较轻且局限，如轻偏瘫、偏身感觉异常等，预后较好。

【影像学表现】

1）CT

（1）基底节或丘脑区内圆形低密度灶，边界清楚，直径10～15mim。

（2）4周左右出现低密度软化灶，同时可有局部脑萎缩性改变。

（3）增强扫描：可有均匀或不规则斑片状强化，2～3周时明显。

2）MRI

病灶呈长T_1长T_2信号，无占位效应，比CT敏感。

【诊断与鉴别诊断】

（1）血管周围间隙为可呈圆形或长圆形长T_1长T_2信号，于FLAIR为低信号。

（2）多发性硬化为稍长T_1长T_2信号，形态为斑片状，常有反复发作与缓解的病史。

二、颅内出血

颅内出血主要包括高血压性脑出血、动脉瘤破裂出血、脑血管畸形出血和脑梗死后再灌注所致的出血性脑梗死。

（一）高血压性脑出血

【临床、病理、实验室】

高血压性脑出血是指高血压伴发小动脉破裂出血，为脑内出血最常见的原因，死亡率占脑血管病的首位。出血常位于基底节及丘脑区。临床上起病急，常有剧烈头痛、频繁呕吐等，可在短时间内出现意识障碍甚至昏迷。

【影像学表现】

1）X线：血肿较大时DSA可出现血管移位、拉直等占位征象。

2）CT：

（1）急性期（＜1周）：血肿呈均匀高密度，CT值60～80HU，可有灶周水肿及占位效。

（2）吸收期（2周至2个月）：血肿减小，密度减低为等密度或低密度，边缘变模糊。增强扫描可有环形强化。

（3）囊变期（＞2月）：较大血肿可残留囊腔，呈脑脊液样密度。

3）MRI：

（1）超急性期（出血即刻）：T_1WI略低信号，T_2WI高信号。

（2）急性期（＜3天）：T_1WI略低或等信号，T_2WI为低信号。

（3）亚急性早期（3~5天）：T_1WI血肿周边出现环状高信号，T_2WI仍为低信号。

（4）亚急性中期（6~10天）：T_1WI和T_2WI周边均出现环状高信号，随时间推移，高信号自周边向中央扩展。

（5）亚急性后期（10天至3周）：T_1WI和T_2WI均为团状高信号，T_2WI周边出现低信号环。

（6）慢性期（＞3周）：血肿演变为液化灶，T_1WI为低信号，T_2WI为高信号，且周边有低信号含铁血黄素环。

（二）蛛网膜下隙出血

【临床、病理、实验室】

蛛网膜下隙出血是由于颅内血管破裂，血液进入蛛网膜下隙所致，可为外伤性或自发性，自发性者以颅内动脉瘤最多见，好发于30~40岁。临床表现为三联征：剧烈头痛、脑膜刺激征、血性脑脊液征。

【影像学表现】

1）X线：

血肿较大时DSA可出现血管移位、拉直等占位征象。

2）CT：

（1）直接征象：脑沟、脑池内密度增高，出血量大时可呈畸形。

（2）间接征象：脑积水、脑水肿、脑梗死等。

3）MRI：

（1）24h内者MRI不敏感。

（2）亚急性期T_1WI蛛网膜下隙出现局灶性高信号。

（3）慢性期T_2WI出现含铁血黄素沉积形成的低信号。

三、脑血管畸形

（一）动静脉畸形

【临床、病理、实验室】

动静脉畸形为颅内最常见的先天性脑血管畸形，由供血动脉、动脉的分支、畸形血管团以及粗大的引流静脉组成。多在40岁前发病，可发生于颅内任何部位，85%发生于幕上，以大脑中动脉分布区的脑皮质最多见，常为单发。临床症状取决于其大小、部位及是否有出血，主要症状有头痛、癫痫等。

【影像学表现】

1）X线：

（1）平片：有时可见弯曲管状、条状或不规则小片状钙化影。

（2）DSA是最可靠、最准确的方法。畸形血管表现为紧密聚集在一起的粗细不等扭曲的血管团，供血动脉粗大，引流静脉扩张、迂曲。

2）CT：

（1）边界不清的混杂密度灶，内可有高密度点、线状血管影及钙化灶和低密度软化灶。

（2）无出血时无灶周水肿，无占位表现。

（3）可有邻近局限性脑萎缩表现。

（4）伴出血时，可出现脑内、脑室内或蛛网膜下隙出血表现。

（5）增强扫描：呈团块状强化，有时可见畸形血管强化及粗大引流静脉。

3）MRI：

（1）E序列上，表现为一团迂曲的血管流空信号。有血栓形成时，可表现为高信号。

（2）病变区可见不同时期的出血信号。

（3）周围脑组织萎缩。

（4）MRA可直接显示其供血动脉、异常血管团以及引流静脉。

【诊断与鉴别诊断】

星形细胞瘤占位效应和水肿均较明显，增强扫描时多为不规则环状强化。

（二）海绵状血管瘤

【临床、病理、实验室】

海绵状血管瘤是一种较常见的血管畸形。病理上由扩张的窦样间隙构成，切面如海绵状，内无脑组织间隔，瘤内均有出血。可见于任何年龄，以20～40岁多见。约80％发生于幕上，最常见于额、颞叶深部，可多发。临床上可无任何症状，或表现为癫痫、头痛等。

【影像学表现】

1）CT：

（1）边缘清楚的类圆形高密度灶，密度可均匀或不均。

（2）常无灶周水肿，无占位表现。

（3）合并出血时，病灶增大，占位征象变明显。

（4）常伴有钙化。

（5）增强扫描：可轻度或明显强化，强化程度与其内血栓形成和钙化有关。

3）MRI：

（1）边界清楚的混杂信号，其内信号变化与不同阶段的出血有关。

（2）周边有低信号的含铁血黄素环，称"铁环征"。

（3）整个病灶如"爆米花"状，具有特征性。

（4）增强扫描：部分病灶可强化。

（5）磁敏感序列成像出现低信号的磁敏感伪影，对本病敏感。

【诊断与鉴别诊断】

1）脑膜瘤

（1）CT平扫密度一般高于海绵状血管瘤。

（2）MRI常接近等信号，多有占位效应和瘤周水肿。

（3）T_1WI右额叶病灶中心高密度，周围见低信号环。

（4）T_2WI右额叶两个异常信号，病灶中心为高信号，周边为低信号"铁环征"。

（5）磁敏感序列同上一病例，右侧额叶两个低信号区。

2.脑肿瘤

出血常有瘤周水肿，占位效应明显，多无含铁血黄素形成的低信号环，增强呈不规则团块状或环状强化。

四、颅内动脉瘤

【临床、病理、实验室】

颅内动脉瘤为颅内动脉的局灶性异常扩大，90%左右起源于颈内动脉系统，且多位于Willis环附近。多于40岁以后发病，半数以上的自发性蛛网膜下隙出血是由于动脉瘤的破裂所致。

影像学上根据动脉瘤的形态分五种类型：

（1）粟粒状动脉瘤。

（2）囊状动脉瘤。

（3）假性动脉瘤。

（4）梭形动脉瘤。

（5）壁间动脉瘤。

临床上，动脉瘤未破裂时常无症状，破裂后出现蛛网膜下隙出血、脑内血肿的相应表现。

【影像学表现】

1）X线：

（1）平片：有时可见动脉瘤邻近骨质吸收与骨质破坏、动脉瘤钙化等。

（2）DSA：动脉瘤多呈圆形或卵圆形，常起源于动脉壁的一侧，呈囊状突出。

2）CT：

（1）无血栓动脉瘤：呈圆形稍高密度，明显均匀强化，时间一密度强化曲线与血管一致。

（2）部分血栓动脉瘤：平扫血栓部分为等密度，血流部分为稍高密度。增强扫描血流部分明显强化。瘤腔内血栓情况不同，影像表现有些差异。

（3）完全血栓性动脉瘤：平扫为等密度，内可有弧形或点状钙化。增强扫描仅囊壁呈环状强化。

3）MRI：

（1）无血栓动脉瘤：T_1WI与T_2WI均呈流空信号，较大者其内信号可不均。

（2）瘤内血栓：可呈等、低、高或混杂信号，与血栓形成的时间有关。

（3）多无瘤周水肿。

（4）MRA可直接显示动脉瘤与载瘤动脉，表现为与载瘤动脉相连的囊状物。

五、皮层下动脉硬化性脑病

【临床、病理、实验室】

皮层下动脉硬化性脑病是一种发生于脑动脉硬化基础上，临床上以进行性痴呆为特征的脑血管病，在老年人中发病率为1%～5%。病理上为室管膜下白质变性、脑梗死、脑萎缩。2/3为慢性发病，常以精神症状为首发，主要为缓慢进行性痴呆、性格改变等。

【影像学表现】

1）CT：

（1）脑室周围及半卵圆中心区对称性低密度。

（2）腔隙性脑梗死、脑萎缩。

2）MRI：

（1）双侧半卵圆中心及侧脑室旁白质区多发大小不等异常信号，T1WI为低信号，T2WI为高信号，无占位效应。

（2）脑梗死、脑萎缩。

第二节　颅内感染性病变

一、颅内化脓性感染

（一）脑脓肿

【临床、病理、实验室】

脑脓肿为化脓性细菌进入脑组织引起炎性改变，并进一步形成脓肿。常见的致病菌有金黄色葡萄球菌、链球菌和肺炎球菌。病理上分为急性脑炎期、化脓期和包膜形成期。最常见的感染途径为邻近感染向颅内蔓延，其次为血源性感染。多发生于颞叶和小脑，临床上一般都有局部及急性全身感染症状，包膜形成后可有颅内压增高表现。

【影像学表现】

1）CT：

（1）急性脑炎期

①边界不清的低密度区，有占位效应。

②增强扫描一般无强化，或有斑点状强化。

（2）化脓期和包膜形成期

①平扫脓肿壁为等密度，脓腔为略低或等密度。

②增强扫描：化脓期包膜轻度强化，环壁略厚且不均匀，外缘模糊；包膜形成期时包膜呈环状强化明显，环壁厚薄均匀、光滑、完整。

（3）非典型脓肿表现

①平扫呈低密度，未见脓肿壁。

②脓肿壁强化不连续。

③部分呈环状强化，部分呈片状强化。

④房状或多环状强化。

⑤内有分隔。

2）MRI：

（1）急性脑炎期：脑皮层或皮髓质交界区片状异常信号，T_1WI为稍低信号，T_2WI为高信号，增强扫描呈结节状或片状强化。

（2）脓肿形成期：病灶中央T_1WI信号低，T_2WI呈明显高信号。脓肿壁T_1WI为等或稍高信号。

（3）包膜形成期：

①T_1WI信号分三层，脓肿壁为环状等信号，其内的脓腔和周围的水肿均为低信号。T_2WI脓肿壁为等或低信号，脓腔和水肿为高信号。

②增强扫描脓肿壁呈环状显著强化，一般壁光滑、无结节。

（4）常见卫星病灶，呈结节状强化。

【诊断与鉴别诊断】

（1）形细胞瘤环状强化厚薄不均匀，形态不规则。

（2）脑梗死可出现环状强化及占位效应，但有明确突发病史，多见于老年人。

（3）转移瘤有原发肿瘤病史，可同时出现实质性肿瘤，水肿明显。

（二）化脓性脑膜炎

【临床、病理、实验室】

化脓性脑膜炎为软脑膜和蛛网膜受化脓菌感染所致的化脓性炎症，常合并蛛网膜下隙积脓，且可并发室管膜炎。主要感染途径为经血行播散。病理上早期软脑膜及脑表面充血，脓性渗出物覆盖脑表面；后期脑膜增厚、粘连，可形成脑积水。临床上主要有头痛、精神异常、发热和脑膜刺激征。腰穿脑脊液压力增高，常可找到致病菌。

【影像学表现】

1）CT：

（1）平扫：

①早期可无异常。

②病变进展时，脑沟、脑裂、脑池密度增高。

③脑回界限模糊。

④并发脑炎时，脑内出现低密度区。

（2）增强扫描：脑表面细条状或脑回状强化。

（3）其他表现：脑积水、硬膜下脓肿、硬膜外脓肿、室管膜或脑表面钙化。

2）MRI：

（1）蛛网膜下隙变形，T_1WI信号增高。

（2）增强扫描：蛛网膜下隙不规则强化。

（3）并发脑梗死、脑积水。

二、颅内结核

【临床、病理、实验室】

颅内结核是结核分枝杆菌引起的非化脓性炎症，常由肺结核或体内其他部位结核经血行播散所致，多见于儿童和青年。结核性胸膜炎常和结核性脑炎并存，统称为结核性脑膜脑炎，病变主要累及基底池部位的脑膜，累及血管时可致血管腔狭窄，引起相应部位的脑缺血和脑梗死，晚期常遗留脑萎缩和脑积水。小的结核性肉芽肿可存在于脑膜或脑实质内，后期可钙化。临床上，结核性脑膜炎常有全身中毒表现、脑膜刺激症及颅内高压症等；脑结核瘤与一般颅内占位表现相似；结核性脑脓肿主要为头痛、呕吐、发热等。

【影像学表现】

1）X线：

（1）平片：结核性脑膜炎有时可见颅内压增高，结核球有时可见钙化。

（2）DSA：结核性脑膜炎可见颅底动脉狭窄，静脉亦可变细。

2）CT：

（1）结核性脑膜炎：

①蛛网膜下隙密度增高，以鞍上池、外侧裂显著，可有钙化。

②增强扫描：上述区域明显不规则强化，类似铸型。

③可合并脑水肿、脑积水、脑梗死。

（2）脑实质粟粒型结核：脑实质内多发小的等密度或稍低密度结节，弥漫分布，增强扫描呈结节状强化。

（3）脑结核瘤

①脑内等、高或混杂密度结节，可有钙化，80%为单发。

②病灶周水肿，有占位效应。

③增强扫描多呈环状强化，亦可为结节状或不均匀强化。环形强化包绕着中心结节状钙化或增强的病灶，称靶样征，为结核病的典型表现。

3）MRI：

（1）结核性脑膜炎

①早期平扫可无异常，有时可见蛛网膜下隙扩大，以基底池为重。

②病变进展时，T_1WI信号增高，T_2WI信号更高。

③增强扫描：基底池强化和弥漫性脑膜增强，结核结节常呈环状强化。

（2）局灶性结核性脑炎：T_1WI呈等或略低信号，T_2WI上从略低到明显高信号均可。

（3）结核球

①T_1WI信号稍低或与脑灰质呈等信号；T_2WI信号不均，常呈稍低信号。

②结核球包膜T_1WI呈稍高信号或等信号，T_2WI呈低信号。

（4）脑实质内可出现弥漫粟粒状病灶，增强明显。

（5）继发脑梗死和脑积水表现。

【诊断与鉴别诊断】

（1）化脓性脑膜炎临床症状重，常无明显钙化。

（2）转移瘤为大小不等圆形低密度影，增强明显，壁厚，瘤周水肿明显。

（3）脑脓肿呈均匀光滑的环状强化。

三、颅内寄生虫病

（一）脑囊虫病

【临床、病理、实验室】

脑囊虫病是猪肉绦虫幼虫寄生于脑部所致，为最常见的脑寄生虫病。脑囊虫病的发病率占囊虫病的80%。病理上，囊尾蚴在脑内形成囊泡，内含液体和头节。虫体死亡后形成肉芽肿，后期形成瘢痕，虫体可发生钙化。根据病变部位不同，可分为脑内囊虫病、脑室内囊虫病和蛛网膜下隙内囊虫病。临床上可有癫痫、颅内高压表现、精神异常和脑膜刺激征等。

【影像学表现】

1）X线：

（1）可有颅内压增高表现。

（2）有时可见颅内多发小圆形钙斑。

2）CT：

（1）脑实质型

①急性脑炎型：幕上广泛低密度，多位于白质。脑组织肿胀，脑室小，脑沟窄。增强扫描无害化。

②多发小囊型：脑实质内多发小圆形低密度灶，内有小结节状囊虫头节。病灶以灰白质交界区多见。可有轻度灶周水肿。增强扫描一般无强化。

③单发大囊型：脑内圆形或椭圆形低密度灶，密度同脑脊液，增强扫描周边可有轻度环状强化。

④多发结节或环状强化型：平扫为散在不规则低密度影，增强扫描呈多结节或环状强化，直径3～5mm。

⑤多发钙化型：脑内多发性钙化，周围无水肿，增强无强化。

（2）脑室型：

①以第四脑室多见，其次为第三脑室。

②CT平扫难以直接显示囊泡（囊泡密度与脑脊液相似），仅显示脑室形态异常或脑室局限性不对称扩大、阻塞性脑积水。

③增强扫描有时囊壁可呈环形强化。

④脑室造影CT成像表现为脑室内低密度区。

（3）脑膜型：

①外侧裂、鞍上池囊性扩大。

②蛛网膜下隙扩大、变形。

③脑室对称性增大。

④增强扫描有时可见囊壁强化或结节状强化。

⑤脑池造影可见局限性充盈缺损。

（4）混合型：上述两种或以上类型表现同时存在。

3）MRI：

（1）脑实质型

①囊性病变：脑实质内多发小圆形囊性病灶。

②囊虫头节：囊性病灶内小点状影附着于囊壁，此时病变周围水肿轻；囊虫死亡时，头节显示不清，周围水肿加重。

③白靶征、黑靶征。

④增强扫描：早期强化不明显。变性坏死时增强明显，呈不规则环状强化。

（2）脑室、脑池和脑沟内囊虫

①小圆形长 T_1 长 T_2 信号，大小不一，可呈簇状，常见不到头节。

② 第四脑室内囊虫可引起梗阻性脑积水。

③ 邻近脑实质受压。

④增强扫描多无明显强化。

【诊断与鉴别诊断】

（1）脱髓鞘病变：多位于侧脑室旁脑白质，活动期可有斑片状强化，临床症状反复。

（2）蛛网膜囊肿：多位于颅中窝，边界清晰，增强后无强化。

（3）转移瘤：为大小不等圆形低密度影，增强明显，壁厚，瘤周水肿重。

第三节　先天畸形及发育异常

一、头颅先天性畸形

（一）狭颅症

【临床、病理、实验室】

狭颅症又称窄颅畸形，是因先天性颅缝提早缝合而形成，有家族性，可伴并指畸形等其他先天畸形。其类型及程度与提早缝合的颅缝数目及程度有关。矢状缝与顶颞缝提早缝合，表现为舟状头畸形，多数无症状。冠状缝或伴人字缝提早闭合，表现为短头畸形，临床上可有眼睑下垂、斜视及视盘水肿等。冠状缝和矢状缝提早闭合，则表现为尖头畸形，临床上有眼球运动障碍等。一侧颅缝提早闭合则产生偏头畸形，临床上可有智力障碍。所有颅缝均提早闭合则产生小头畸形，临床表现脑发育受阻、智力低下。狭颅症可并有面骨发育不良，称先天性颅面骨发育不良。

【影像学表现】

1）X线：

（1）舟状头畸形：头长而窄，矢状缝前部与后部升高。

（2）短头畸形：颅底下陷，以中颅窝显著。

（3）尖头畸形：头颅前后径及横径短，垂直径增大，颅底低下，脑回压迹明显，蝶鞍增大等。

（4）小头畸形：一侧颅骨显著增大而另一侧小，两侧不对称。

（5）小头畸形：头颅小，颅缝缝合，脑回压迹增多，有颅内压增高表现。

（6）先天性颅面骨发育不良：头颅畸形，颅缝闭合，脑回压迹增多，颅底深而短，眼眶、视神经孔及鼻骨小，鼻窦发育不良。

2）CT和MRI：

可清楚显示因颅骨畸形所致颅内结构的改变。

（二）颅底陷入

【临床、病理、实验室】

颅底陷入是指枕骨大孔周围骨质上升向颅腔内陷入的畸形，多属枕骨及寰枢椎先天性发育异常，常并发环枕融合、寰椎枕化、枕骨椎化、齿状突发育不全、颈椎融合、小脑扁桃体下疝和脊髓空洞症等。临床上出现颈短、后发际低、头颈痛、活动受限等表现。

【影像学表现】

1）X线：

（1）枕大孔变形、前后径窄、枕骨斜坡上升、寰枢椎抬高、正常解剖关系消失。

（2）X线测量

①Chamberlain线：侧位上硬腭后缘与枕大孔后缘连线。齿状突高于此线3mm以上时有诊断意义。

①MeGregor线：侧位上硬腭后缘与枕骨鳞部外板最低点连线。齿状突在此线上方6mm以上有诊断意义。

②Klaus高度指数：侧位上鞍结节至枕内粗隆连线。齿状突到此线垂直距离小于30mm有诊断意义。

④外耳孔高度指数：侧位上外耳孔中心至枕大孔前后缘连线延长线的垂直距离小于12mm有意义。

2）CT和MRI：

可清楚枕大孔变窄和轻度脑积水，并可见并发的小脑、延髓的畸形和脊髓空洞症。

二、脑先天性发育异常

（一）先天性脑积水

【临床、病理、实验室】

先天性脑积水又称婴儿性脑积水或积水性无脑畸形，可能是由于颈内动脉发育不良，使其供血区脑组织发育异常，形成一个大囊。病理上幕上脑室明显扩张，脑实质变薄如纸，中脑导水管或第四脑室出口可狭窄或闭塞。临床上出生后不久逐渐出现头颅增大，呈球状；眼球运动失调，两眼下视（落日征）；颅骨透光试验阳性；智力低下；多数于1岁内死亡。

【影像学表现】

1）X线：

（1）头颅呈球形增大，囟门大，颅缝宽，颅壁薄。

（2）枕大孔大且边缘薄。

（3）蝶鞍浅而长。

（4）颅穹隆骨与面骨失去正常比例。

2）CT：

（1）幕上脑组织区为脑脊液样低密度。

（2）幕上脑实质几乎完全消失，小脑及脑干一般发育正常。

（3）大脑镰结构正常。

3）MRI：

（1）幕上大范围脑脊液样长T_1长T_2信号。

（2）大脑镰、基底节、小脑及脑干结构基本正常。

（二）第四脑室正、侧孔先天性闭塞

【临床、病理、实验室】

又称Dandy Walker综合征，为先天性颅脑发育畸形。是由于小脑发育畸形和第四脑室正、侧孔闭锁，引起第四脑室囊性扩大和继发性梗阻性脑积水，常见于婴儿和儿童，有家族史。病理上主要为小脑蚓部缺如或发育不全、第四脑室及后颅窝囊状扩张、小脑幕上移。可并发胼胝体发育不全等其他畸形。临床上可见头颅明显增大，前后径增宽，以枕部膨隆为主，眼睛向下倾斜、发育迟缓等。

【影像学表现】

1）X线：

头颅前后径增大，颅缝宽，前囟膨隆，后颅窝膨大，横窦压迹位置高。

2）CT和MRI：

（1）后颅窝扩大呈囊肿样，枕骨变薄。

（2）直窦与窦汇位置高，位于人字缝以上。

（3）小脑半球体积小，蚓部缺如或较小。

（4）第四脑室扩大与后颅窝囊肿相通。

（5）脑干前移，桥前池、桥小脑角池消失。

（6）常合并幕上畸形，如脑积水、胼胝体发育不全等。

（三）脑裂、脑沟和脑回发育畸形

【临床、病理、实验室】

属脑发育不全畸形，包括前脑无裂畸形、无脑回畸形、多小脑回畸形、脑裂畸形及脑沟回异位等。

前脑无裂畸形是指大脑不分裂或分裂不全，伴侧脑室不分裂，无大脑镰、胼胝体和透明隔，又可分为无脑叶型和有脑叶型两种类型。无脑回畸形表现为大脑半球表面光滑，脑沟缺如。多小脑回畸形表现为脑回多而微小。脑裂畸形为异常的裂隙跨越大脑半球，裂隙表面均衬以异位的脑灰质。脑沟回异位亦常伴有灰质异位。临床上可出现癫痫、运动障碍、智力低下及发育迟缓等。

【影像学表现】

CT和MRI：

（1）前脑无裂畸形

①无脑叶型：无正常大脑半球，仅一层薄的脑皮质围绕单一扩大的脑室，中线的透明隔、胼胝体、大脑镰和纵裂均缺如。

②有脑叶型：大脑半球分裂清楚，侧脑室扩大，前角融合成单腔，第三脑室可分辨，透明隔缺如或部分存在，大脑镰和胼胝体缺如。

（2）无脑回畸形

①大脑半球表面光滑，脑沟缺如。

②大脑侧裂增宽，脑岛顶盖缺如。

③蛛网膜下隙增宽，脑室增大。

（3）脑裂畸形

①出现横跨大脑半球的裂隙为本病的特征。裂隙宽窄不一，内为脑脊液信号，向内达侧脑室，向外与脑表面相通，可为单侧或双侧。

②裂隙表面为异位的灰质。

③侧脑室与裂隙相对应处常局限性扩大、突起。

（4）脑沟、脑回异位　CT成像可无异常，MRI可显示灰质伴随脑沟、脑回异位。

（四）脑膜膨出和脑膜脑膨出

【临床、病理、实验室】

脑膜膨出和脑膜脑膨出是颅内结构经过颅骨缺损疝出于颅外的一种先天性发育异常疾病，发生率约占新生儿的1／1000，原因不明，可伴有颅脑其他发育异常。脑膜膨出时，膨出的囊由软脑膜和蛛网膜组成，内为脑脊液。脑膜脑膨出时，膨出囊内含有脑组织、软脑膜和蛛网膜，有时还有扩张的脑室，好发于中线部位。临床上表现为囊性肿物与头部相连，哭闹时增大，压迫肿物则前囟突出。局部可扪及骨质缺损。

【影像学表现】

1）X线：

（1）与头颅相连的软组织肿物。

（2）骨质缺损：与软组织肿物相连的局部骨质缺损，多位于颅骨中线。

2）CT和MRI：

（1）局部颅骨缺损。

（2）自骨质缺损处向外膨出脑脊液密度或信号的囊性肿物，内可有脑组织。

（3）脑室受牵拉、变形，向患侧移位。

（五）胼胝体发育不全

【临床、病理、实验室】

胼胝体发育不全包括胼胝体缺如何部分缺如，常伴有第三脑室上移、侧脑室分离，也可伴发其他畸形。临床上多无明显症状，严重时可有精神发育迟缓和癫痫等症状。

【影像学表现】

1）X线：

（1）平片无异常。

（2）DSA显示胼周动脉下陷，大脑内静脉和静脉角上抬。

2）CT：

（1）两侧侧脑室分离，后角扩张，形成典型的"蝙蝠翼状"外形。

（2）第三脑室扩大上移，插入两侧侧脑室体部之间。

（3）常合并脂肪瘤，可见脂肪瘤钙化。

3）MRI：

（1）正中矢状面图像可清楚显示胼胝体发育不全及残留的胼胝体，并可见大脑半球内侧面脑沟随上移的第三脑室顶部呈放射状排列。

（2）横断面及冠状面图像显示双侧侧脑室分离，后角大而前角小，第三脑室上抬。

（3）伴发的其他异常，如胼胝体脂肪瘤、纵裂囊肿等。

（六）蛛网膜囊肿

【临床、病理、实验室】

蛛网膜囊肿是脑脊液漏脑外异常的局限性积聚，分原发性和继发性。原发性者为先天发育异常，囊肿与蛛网膜下隙不相通；继发性者继发于外伤或感染等，多数情况下与蛛网膜下隙有狭窄的通道。病理上囊内为清亮的脑脊液。临床上可无症状，有些可出现颅内占位样的表现。

【影像学表现】

X线平片有时可见局部骨压迫性变薄、外突表现。

1）CT：

（1）局部脑裂或脑池扩大呈囊状，与脑脊液密度一致。

（2）有时可见局部颅骨受压变薄、膨隆，局部脑组织受压移位。

（3）增强扫描无强化。

2）MRI：

（1）信号：T_1WI及T_2WI均与脑脊液完全一致，DwI为低信号。

（2）增强扫描无强化。

（七）脑灰质异位

【临床、病理、实验室】

脑灰质异位是在胚胎时期神经元移行过程中，由于各种原因使移行中断，导致神经元在异常部位聚集和停留，包括室管膜下、白质内或皮层下，可为单侧或双侧、局限或弥漫，可合并其他畸形。根据异位灰质的分布形态和位置，分为结节型、局灶型和带状型。临床上最常见的症状是癫痫，其次为智力发育障碍。

【影像学表现】

1）CT：

（1）脑白质内可见异位的灰质灶。

（2）平扫及增强扫描CT值均与正常灰质相同。

2）MRI：

（1）脑白质内出现灰质团块，信号与正常灰质一致。

（2）结节型和局灶型中，异位灰质常位于侧脑室旁或白质内，呈小结节状或不规则形，可单发或多发。

（3）带状型呈带状对称分布于脑白质内或皮层下，形成"双层皮层"。

三、神经皮肤综合征

神经皮肤综合征是一组神经和皮肤同时患病的先天异常，为常染色体显性遗传性疾病。

（一）神经纤维瘤病

【临床、病理、实验室】

分Ⅰ型和Ⅱ型，其中Ⅰ型占90%。病理特征为多发性神经纤维瘤和皮肤棕色色素斑。神经纤维瘤以周围性多见，亦可为中枢性。可合并其他脑肿瘤，如脑膜瘤、胶质瘤等。约1／2病例有骨骼改变，少数神经纤维瘤可恶变。

【影像学表现】

1）X线：

（1）骨质缺损：多发生于眶骨上后壁，眶窝可增大。颅穹隆骨及蝶鞍亦可出现骨缺损。

（2）脊柱侧弯，一个或多个椎间孔增大。

2）CT和MRI：

（1）颅神经多发性神经纤维瘤：最常见的为听神经瘤，且多为双侧；其次为三叉神经、颈静脉孔神经纤维瘤。

（2）并发其他脑肿瘤：可有脑膜瘤、胶质瘤。

（3）脑发育畸形：脑大畸形、胼胝体发育不全、Chiari畸形等。

（4）脑血管畸形：动脉瘤、动静脉畸形等。

（5）脊髓肿瘤：马尾神经纤维瘤、脊膜瘤、室管膜瘤。

（二）结节性硬化

【临床、病理、实验室】

结节性硬化以不同器官形成错构瘤为特点，男性多见，可为家族性发病。病理特征为皮层结节、白质内异位细胞团和脑室内结节。结节内可有钙盐沉积，以室管膜下结节钙化最常见。易伴发室管膜下巨细胞型星形细胞瘤，亦可伴视网膜错构瘤及其他内脏肿瘤。临床上主要有癫痫、智力障碍和面部皮脂腺瘤。

【影像学表现】

1）X线：

颅内散在钙化点和颅骨内板局限性骨质增生。

2）CT：

（1）小结节或钙化：位于室管膜下和脑室周围，双侧多发。增强扫描结节可强化。脑实质内亦可有小结节状钙化灶。

（2）可并有阻塞性脑积水。

（3）可合并室管膜下巨细胞型星形细胞瘤，多位于室间孔区。

3）MRI：

（1）早期脑皮质形态不正常，皮髓质交界不清。

（2）小结节：多发，T1WI为等信号或稍低信号，T2WI为高信号。

（3）其他：脑积水、脑萎缩、室管膜下巨细胞型星形细胞瘤等。

（三）脑颜面血管瘤病

【临床、病理、实验室】

即脑颜面三叉神经区血管瘤病或Sturge-Weber综合征，是先天性神经皮肤血管发育异常。病理上，一侧颜面三叉神经分布区有紫红色血管瘤，并同侧大脑半球枕顶区软脑膜血管瘤，病侧大脑半球发育不良或萎缩。临床上有面部血管瘤、对侧痉挛性偏瘫、智力发育障碍等，30%的患者可有青光眼与脉络膜血管瘤。

【影像学表现】

1）X线：

（1）顶后、枕区弧形钙化，常顺脑回轮廓分布。

（2）同侧颅腔偏小，颅板增厚。

2）CT：

（1）软脑膜钙化：病侧大脑半球顶枕区脑表面有弧形带状或锯齿状钙化。其周脑组织可有梗死、出血、萎缩性改变。

（2）增强扫描：脑回状或扭曲状强化，并有向深部引流的扭曲静脉。

3）MRI：

（1）钙化：病侧大脑半球顶枕区沿脑回、脑沟有弧线状低信号。

（2）软脑膜异常血管：亦呈扭曲的低信号，有血栓时可为团簇状高信号。

（3）脑梗死、萎缩改变。

第四节　冠状动脉粥样硬化性心脏病

【概述】

动脉粥样硬化累及冠状动脉，导致冠状动脉管腔狭窄、闭塞而引起心肌缺血，而导致心绞痛等一系列临床症状的称为冠状动脉粥样硬化性心脏病，简称冠心病。

病理上冠状动脉粥样硬化主要侵犯主干和大支，引起管腔狭窄以致阻塞；粥样瘤破损，表面粗糙易于形成血栓；以左冠状动脉的前降支近心段最常见，次为右冠状动脉和左旋支。

冠状动脉狭窄可产生缺血，缺血的心肌有间质纤维化及小的坏死灶，重度的冠状动脉狭窄或出血及血栓栓塞形成管腔完全阻塞，该部心肌因营养不足产生急性坏死则为急性心肌梗死；急性梗死后数周或数月，肉芽组织、结缔组织代替了原来的心肌以致该区心肌变薄弱，不能抵挡心腔内的压力的冲击而产生局部向外膨隆，形成室壁瘤；心室破裂，室间隔穿孔和乳头肌断裂也是急性严重的心肌梗死的并发症，可致急性心力衰竭而死亡。

临床表现主要是：严重、频发、持续时间长的心绞痛。一旦发生左心衰竭，可有呼吸困难、咳嗽、咯血及夜间不能平卧等。心电图可有T波倒置，持续出现ST段升高，进而出现深大Q波。急性心肌缺血可使心脏突然停跳而猝死。

【影像学表现】

1. X线表现：

（1）X线平片表现：

①隐性冠心病和心绞痛患者一般无异常表现，如有左心室增大，多合并有高血压。

②心肌梗死：部分病例的心脏和肺循环可显示异常：梗死区搏动异常；心影增大多呈主动脉型心脏，心影中度以上增大；左心衰竭时有肺淤血及肺水肿。梗死区附近的心包和胸膜可以产生反应性炎症和粘连。

③室壁瘤：左心室缘局限性膨凸；左心室增大，左心室缘的搏动异常及钙化。

（2）冠状动脉血管造影：显示管腔狭窄或闭塞，管腔不规则或有瘤样扩张；严重狭窄或闭塞形成侧支循环，通过侧支循环逆行充盈，可显示出狭窄或闭塞的范围；狭窄近端血流缓慢，狭窄远端显影和廓清时间延迟；闭塞近端管腔增粗和血流改变，闭塞远端出现空白区和（或）逆行显影的侧支循环影。

2．CT、MRI

多排螺旋CT冠状动脉增强扫描法的三维重建技术及CT仿真内镜技术，可良好地显示冠状动脉内腔、测量冠状动脉的直径，显示粥样硬化斑块。冠状动脉钙化灶多表现为沿冠状动脉走行的斑点状、条索状影，亦可呈不规则轨道状或整支冠状动脉钙化。

冠状动脉磁共振血管成像（MRA）能较好地显示左主干、右冠状动脉和左前降支的近段。MRI能良好地显示心室壁的形态、厚度及信号特征。如长期缺血引起心肌纤维化时，左心室壁普遍变薄、信号降低、运动减弱等；急性心肌梗死在T_2WI上呈较高信号，增强后T_1WI呈明显高信号等。

3．超声

（1）M型及二维超声心动图：可显示心肌结构及运动异常表现。

（2）多普勒超声心动图：可显示左、右冠状动脉影像，并可获得冠状动脉主干血流频谱，这为无创性观察冠脉血流和冠脉储备功能提供了重要途径。

（3）超声心动图：还可显示冠心病的合并症的改变。如室壁瘤、假性室壁、乳头肌功能不全、左心室血栓形成。

【诊断要点、鉴别诊断及检查方法的比较】

1．诊断要点

（1）临床有心绞痛及心电图改变；

（2）冠状动脉造影示冠状动脉主支及分支的狭窄和（或）闭塞即可确诊。

2．鉴别诊断

一般诊断不难，但应注意并发症的诊断。

3. 检查方法比较

X线平片无明显价值，冠状动脉造影有最重要的诊断意义，可以确诊是否有狭窄或闭塞，也可显示心肌梗死区的相反搏动现象。冠状动脉CTA能显示主支近段，可作为冠状动脉粥样硬化性心脏病的筛选检查手段。超声对观察室壁运动异常很有价值。MRI对心肌缺血及其程度的评价有一定的帮助。

第五节 心包疾病

心包为一坚韧的纤维浆膜囊，包裹心脏和大血管根部。心脏包膜分为脏层和壁层，脏层紧贴心脏，壁层下部附着于横膈的中心腱，两侧与纵隔胸膜疏松相连接。正常心包腔内有15～50mL液体。

一、心包炎和心包积液

【概述】

心包炎是心包膜脏层和壁层的炎性病变，可分为急性和慢性，前者常伴有心包积液，后者可继发心包缩窄。急性心包炎以非特异性、结核性、化脓性、病毒性、风湿性等较为常见。

临床表现：心前区疼痛，呼吸困难，水肿及心包压塞症状；面色苍白或发绀，乏力等；体征有心包摩擦音，心界扩大，心音遥远；颈静脉怒张，肝大和腹水等。

【影像学表现】

1. X线

干性心包炎、300mL以下少量心包积液，在X线平片可无明显改变。中等量到大量积液：心影向两侧增大呈球形或烧瓶状，心缘各段界线消失，上纵隔影增宽变短，心隔角锐利；心尖冲动减弱或消失，主动脉搏动正常；肺野清晰，肺纹理减少或正常，左心衰时出现肺淤血。

2. 超声、CT和MRI

表现同本章第一节所述。

【诊断要点、鉴别诊断及检查方法的比较】

1．诊断要点

（1）临床有心前区疼痛，心包压塞症状；

（2）X线平片示心影增大如球形或烧瓶状，心缘各弧段界线消失。

（3）超声示心脏周围的液性暗区。

（4）CT和MRI示心脏周围的液性密度和信号。

2．鉴别诊断

大量心包积液须与扩张型心肌病、三尖瓣下移畸形等进行鉴别。

3．检查方法比较

超声、CT和MRI均可很好地显示心包积液，超声简便易行是首选；CT和MRI同时有助于纵隔的了解；MRI则更可对积液的性质进行观察。

二、缩窄性心包炎

【概述】

急性心包炎心包积液吸收不彻底，可遗留不同程度的心包肥厚、粘连。缩窄性心包炎心脏舒张受限，右心室受压，使腔静脉回流受阻；左心室受压，进入左心室血量减少，心排血量减少；二尖瓣口被纤维包绕时可引起肺循环淤滞、左心房增大等。

临床表现中多有急性心包炎病史，颈静脉曲张、腹水、下肢水肿伴心悸、气短、咳嗽、呼吸困难等。

【影像学表现】

1．X线

（1）心影可正常或稍增大；心影多呈三角形，心缘变直，各弓分界不清，心脏边缘不规则；或呈怪异状。

（2）心包增厚部位心脏搏动明显减弱或消失。

（3）心包钙化：呈线状、小片状或带状，多见于右心房室前缘、膈面和房室沟区，广泛者大片包围心影如甲壳称盔甲心，为特征性表现。

（4）上纵隔影增宽；可有胸膜增厚和胸腔积液。

（5）累及左侧房室沟致左心舒张受限时，左心房可增大，有肺淤血表现。

2. CT和MRI

心包增厚或弥漫性或局限性，各部位增厚的程度可不均匀，可在5～20mm。CT平扫能很好地显示心包内钙化，特别是平片不能显示的钙化灶。MRl能较好地显示左、右心室腔缩小，心室缘及室间隔僵直并有轻度变形等。

3. 超声

（1）M型及二维超声心动图：心包不均匀性增厚，回声增强，室壁在舒张中晚期活动受限，双心房增大，而心室腔正常或稍减少，下隙静脉扩张。

（2）多普勒超声心动图：各瓣膜中血流频谱随呼吸发生变化，吸气时主动脉瓣口和肺动脉瓣口收缩期血流速度减小；二尖瓣口舒张期血流频谱呼气时峰值流速低于吸气时峰值流速。

【诊断要点、鉴别诊断及检查方法的比较】

1. 诊断要点

（1）临床心包压塞表现；

（2）X线平片、CT成像见心包钙化影等；

（3）超声心动图可以观察到心肌活动受限情况及血流变化情况。

2. 鉴别诊断

有时要与心肌病进行鉴别，以MRI检查最有效。

3. 检查方法比较

超声检查可以观察到心肌活动受限情况及血流变化情况。CT成像能更好地显示心包增厚和平片不显示的钙化，及上、下隙静脉情况。MRI可显示心室壁及心室壁运动，对本病与限制性心肌病的鉴别最有价值。

第六节　大血管疾病

一、主动脉瘤

【概述】

主动脉某部病理性扩张称主动脉瘤。按病理与组织结构分真性动脉瘤、假性动脉瘤。真性动脉瘤由动脉壁的三层组织结构组成；假性动脉瘤是由动脉破裂后形成的血肿与周围包裹的结缔组织所构成。按动脉瘤形态可分为囊状、梭形和混合型。据病因分为粥样硬化、感染性、先天性、创伤性、大动脉炎、梅毒性等。

临床表现常见有胸背痛，可持续性或阵发性；主动脉瘤的压迫症状，如压迫气管、食管、喉返神经及上腔静脉等，可出现相应的临床表现。

【影像学表现】

1. X线

（1）X线平片：纵隔阴影增宽或形成局限性肿块影，呈梭形或囊状影，从各种体位观察均不与主动脉分开；肿块有扩张性搏动；瘤壁钙化可呈线状、弧形、片状及斑片状；主动脉瘤压迫或侵蚀周围器官的征象。

（2）心血管造影：胸主动脉造影可使主动脉瘤直接显影，显示瘤体的形态、范围及主动脉与周围血管的关系；瘤囊内如有对比剂外渗，为动脉瘤外穿。

2. 超声

超声心动图检查，如发现主动脉超过近端正常主动脉宽度的30%就应考虑主动脉瘤。假性动脉瘤表现为包块中心为囊性，周围为强回声或回声不均的血栓组织，瘤体与血管腔有交通，并有血流通过。

3. CT和MRI

CT和MRI可显示动脉瘤的大小、形态、部位及与瘤体周围结构的关系，及瘤壁钙化、附壁血栓、主动脉瘤渗漏或破入周围组织脏器等。

【诊断要点、鉴别诊断及检查方法的比较】

1. 诊断要点

（1）X线平片显示不能与主动脉分开的局限性纵隔肿块影，有扩张性搏动；

（2）胸主动脉造影、超声、CT及MRI均可直接显示动脉瘤。

2. 鉴别诊断

一般无需鉴别诊断。

3. 检查方法比较

心血管造影、超声、CT及MRI均可直接显示动脉瘤的大小、形态、部位与瘤体周围结构的关系，但心血管造影是有创检查。

二、动脉夹层

【概述】

动脉夹层为主动脉壁中膜血肿或出血，病因尚不清楚，重要因素为高血压。主动脉腔内的高压血流灌入中膜形成血肿，并使血肿在动脉壁内扩展延伸，形成所谓"双腔"主动脉。多数在主动脉壁内可见两个破口，一为入口，一为出口；少数没有破口，为主动脉壁内出血。病理是按DeBaKey分型，Ⅰ型夹层广泛，破口在升主动脉；Ⅱ型局限于升主动脉，破口也在升主动脉；Ⅲ型局限或广泛，破口均在降部上端。

临床表现：急性者有突发的剧烈胸痛，严重者可发生休克，夹层血肿累及或压迫主动脉主支时肢体血压、脉搏不对称，如血肿外穿可有杂音和心包压塞征。慢性者可无临床表现。

【影像学表现】

1. X线

（1）疑有动脉夹层者一般不选用平片检查。

（2）行胸主动脉造影可观察夹层范围和病变全貌，对比剂在胸腔通过主动脉管壁内破口喷射、外溢或壁龛样突出等。当对比剂进入假腔后，在真假腔之间可见线条状负影，为内膜片。但为创伤性检查，现少用。

2. 超声

超声心动图主要表现为主动脉壁内血肿产生的内膜片以及由此形成的真假腔。内膜片很薄，在心动周期有不同程度的摆动。内膜片将血管腔分为真、假两腔，一般真腔受压较小，假腔较大；多普勒超声心动图见真腔血流信号强，流速较快。

3. CT和MRI增强CT可显示主动脉夹层的各种征象，主要优点为显示内膜钙化灶内移，胸腔内血栓，及血液外渗、纵隔血肿、心包和胸腔积血等。MRI通过自旋回波（SE）和梯度回波（GRE）电影显示，可分别用于观察夹层的解剖变化和血流动态，视物显大症野、多体位直接成像，无需对比增强，即可明确显示内膜片、内破口，显示真假腔、腔内血栓及分支受累主要征象，能满足分型的诊断要求。

【诊断要点、鉴别诊断及检查方法比较】

（1）X线平片主动脉增宽，主动脉壁（内膜）钙化内移，心影增大。

（2）心血管造影、超声、CT和MRI均能很好显示真假腔、内膜片及假腔内血栓等，但心血管造影为有创检查，一般无需鉴别诊断。

三、肺栓塞

【概述】

肺栓塞是肺动脉分支被栓子堵塞后引起的相应肺组织供血障碍。常见的栓子来源是下肢和盆腔的深静脉血栓，如血栓性静脉炎、手术后、创伤后、长期卧床不动及慢性心肺疾患等，少数来源于右心附壁血栓、骨折后的脂肪栓子和恶性肿瘤的瘤栓。

肺栓塞的病理改变取决于肺血液循环状态和栓子的大小、数目。当肺的某一分支栓塞后，肺组织因支气管动脉的侧支供血而不发生异常，栓子较小未能完全堵塞动脉分支时也不易发生供血障碍。

多数肺栓塞患者无明显临床症状，或仅有轻微的不适。部分患者可表现为突发的呼吸困难和胸痛。肺动脉大分支或主干栓塞或广泛的肺动脉小分支栓塞可出现严重的呼吸困难、发绀、休克或死亡。

【影像学表现】

1. X线

（1）X线平片：病变累及肺动脉主干及大分支，其所分布区域示有肺血减少，肺纹理缺如，或仅有少许杂乱的血管纹理，肺野透明度增高。病变累及外围分支少数可无异常征象；伴肺动脉压增高表现。

（2）肺动脉造影：

①肺动脉分支内的充盈缺损或截断；

②肺局限性血管减少或无血管区，相应区域的血灌流缓慢；

③小分支多发性栓塞引起肺动脉外围分支纡曲，突然变细，呈剪枝样改变；

④继发肺动脉高压和肺心病时，肺动脉主干和大分支扩张，周围分支变细。但对外围小分支的小血栓有时只能显示肺动脉高压，而不见直接征象。

2. 超声、CT和MRI

超声对肺动脉栓塞作用不大。CT检查肺动脉内栓子的显示是诊断肺栓塞最可靠的直接征象。肺门区较大肺动脉栓塞平扫时左右肺动脉、肺动脉上干及下干内可见高密度或低密度病灶。高密度为新鲜血栓，低密度为陈旧血栓。增强扫描血栓部位表现为长条状及不规则形态充盈缺损区，其CT值明显低于其他部位。MRI靠近肺门的较大肺动脉内的栓子可被检出、确诊。

【诊断要点、鉴别诊断及检查方法的比较】

1. 诊断要点

（1）临床有血栓性深静脉炎病史。

（2）X线平片局部肺血减少伴肺动脉高压表现。

（3）增强CT成像见长条状及不规则充盈缺损。

（4）部分病例须行肺血管造影，显示为充盈缺损、管腔狭窄或闭塞及肺动脉高压表现。

2. 鉴别诊断

据影像学表现，结合临床表现，多可确定诊断。

3. 检查方法

比较肺血管造影仍为诊断肺栓塞最可靠的检查方法，但为一创伤性检查。CT和MRI对肺门区较大动脉栓塞的诊断有帮助。

（苏 伟 姜园园）

参考文献

［1］高树庚，张德超．肺癌筛查和早期诊断研究进展［J］．癌症进展，2004，2：198－202．

［2］赫捷，陈万青．2012中国肿瘤登记年报［J］．军事医学科学院出版社，2012．

［3］代敏，李霓，李倩，等．中国城市肿瘤高危人群预警模型及其早诊早治的试点研究［J］．第十三 届中国科协年会第18分会场——癌症流行趋势和防控策略研究研讨会，2011：249－252．

［4］代敏，石菊芳，李霓．中国城市癌症早诊早治项目设计及预期目标［J］．中华预防医学杂志，2013，47：179－182．

［5］张明，胡晓辉，吴嘉昕．一种基于混合采样的非均衡数据集分类算法［J］．小型微型计算机系统，2019，40(6)：1174－1179．

［6］卫生部新闻办公室．第三次全国死因调查主要情况［J］．中国肿瘤，2008，17：344－345．

［7］昌盛，代敏，任建松，等．中国2008年肺癌发病、死亡和患病情况的估计及预测［J］．中华流行病 学杂志，2012，33：391－394．

［8］钱桂生，余时沧．肺癌流行病学最新资料与启示［J］．中华结核和呼吸杂志，2012，35：86－89．

［9］王子兴，王钰嫣，唐威，等．低剂量CT肺癌筛查研究现状及主要问题分析［J］．中华肺部疾病杂 志（电子版），2015，8：89－92．

［10］宋勇，姚艳雯．肺部小结节的诊断和治疗近况［J］．中华肺部疾病杂志（电子版），2012，5：295－299［10］郭丹丹，李春平，郭钧忠．低剂量螺旋CT在早期肺癌筛查中的研究进展［J］．国际医学放射学杂 志，2011，34：435－438．

［11］中华医学会放射学分会心胸学组．低剂量螺旋CT肺癌筛查专家共识［J］．中

华放射学杂志，2015，49：328－335．

　　［12］高树庚，张德超．肺癌筛查和早期诊断研究进展［J］．癌症进展，2004，2：198－202．

　　［13］代敏，石菊芳，李霓．中国城市癌症早诊早治项目设计及预期目标［J］．中华预防医学杂志，2013，47：179－182．

　　［14］代敏，李霓，李倩，等．中国城市肿瘤高危人群预警模型及其早诊早治的试点研究［J］．第十三 届中国科协年会第18分会场——癌症流行趋势和防控策略研究研讨会，2011：249－252．